とことん解説 人体と健康 ビジュアル

ホルモンの
はたらき

パーフェクトガイド

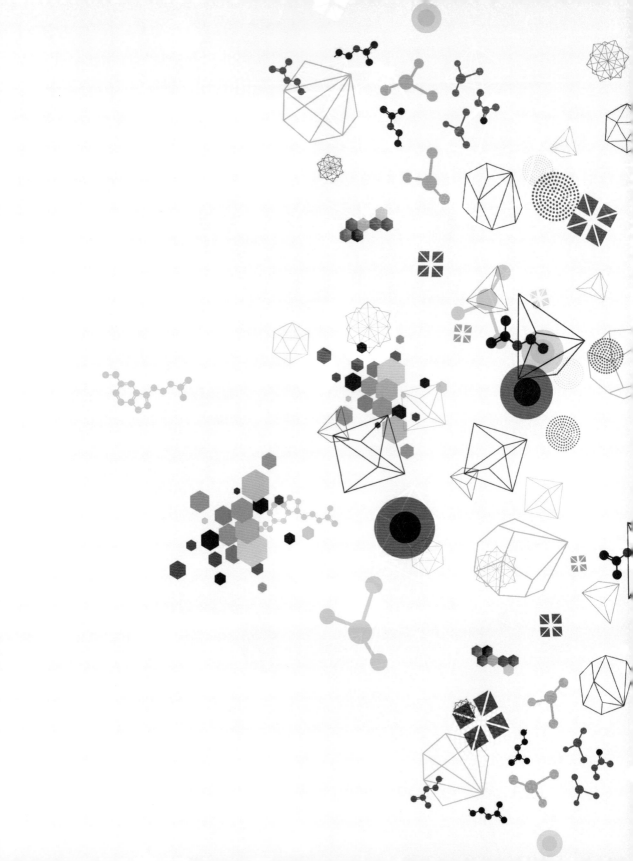

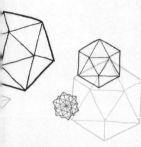

とことん解説 人体と健康 ビジュアル

ホルモンの
はたらき
パーフェクトガイド

キャサリン・ウイットロック／ニコラ・テンプル

関谷冬華＝訳　金子（大谷）律子＝日本語版監修

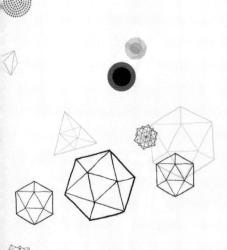

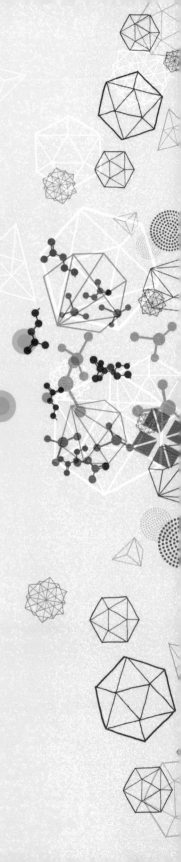

MEET YOUR HORMONES

First published in Great Britain in 2019 by Cassell, a division of
Octopus Publishing Group Ltd, Carmelite House, 50 Victoria
Embankment London EC4Y 0DZ

www.octopusbooks.co.uk

Edited and designed by JMS Books LLP & Wayne Blades

Illustrations by Tonwen Jones

Japanese translation rights arranged with Octopus Publishing
Group Ltd., London, through Tuttle-Mori Agency, Inc., Tokyo

本書掲載の情報には細心の注意を払っていますが、専門家
の判断や診断に代わるものではありません。各自でご判断
のうえ、必要に応じて専門家に相談をしてください。

目　次

6
序文

8
[第1章]
ホルモンは何をしているのか

38
[第2章]
ホルモン入門

成長　40
体液とホルモンの関係　52
性の発達　62
妊娠と出産　76
閉経と更年期　88
睡眠　96
脳の機能と感情　108
消化、食欲、体重　122
ホルモンに関わる病気　134
老化　152

160
[第3章]
ホルモンが開く未来

用語集　184
索引　187
図版クレジット　192

序 文

　ホルモンは面白い。私が内分泌科医（ホルモンの専門家）だというと、相手にぽかんとされることがある。ふざけて、「セックスやその類いのあらゆること」と関係がある分野だと説明することもあるが、生殖に不可欠なホルモンはセックスだけでなく、もっといろいろなことに関係している。私たちの成長、食欲、思春期の始まり、食べ物の消化、睡眠パターンをコントロールするのはホルモンだし、ほかにも、免疫反応や心の健康など私たちが生きていくうえで重要な多くの要素に影響する。ホルモンの量が異常に減少したり、増加したりすると、さまざまな症状が現れる。

　胸の痛みが心臓の問題を示すサインであることは多い。息切れの原因が心臓や肺の病気の場合もある。しかし、ホルモンの異常が引き起こす症状は、表に現れるまでに時間がかかることも多く、はっきりした症状が出にくいこともある。そのため、診断には数カ月から、長ければ数年の時間を要することもある。内分泌学の世界は極めて複雑で、体中のあらゆる部位に影響が及ぶ。

　私が内分泌科医になってから40年以上がたつが、その間にホルモンやその作用についての理解は大きく進み、ホルモンに関連する病気の診断や治療法は大幅に進歩した。人間の体の仕組みの中で、内分泌系は最後に発見された「系」だ（1902年頃）。人体のほかの系、たとえば循環器系や神経系とまったく違っていることを考えれば、それも当然だろう。循環器系や神経系には、いずれも特定の機能を果たす独自の解剖学的構造がある。一方、ホルモンは目に見えない。血流にのって体内をめぐり、さまざまな組織にはっきりとした効果を及ぼす。思春期に卵巣から分泌されるエストロゲンは胸の発達を促し、精巣から分泌されるテストステロンはひげや体毛を生えさせる。これがホルモンの基本的な働きだ。ホルモンは、体のどこか1カ所で作られ、ほとんどの場合は血液とともに別の部位へと運ばれる。

　ホルモンの異常が問題を起こすこともある。たとえば、食欲はホルモンによって調節されており、ホルモン異常や遺伝子異常によって肥満など体重に関わる問題が引き起こされることがある。テストステロンの量が変動すると、男性でも女性でも性欲に影響が出る。患者数の増加が続く糖尿病の背後には、インスリン感受性の問題が隠れていることも多い。しかし、ホルモン異常を抱える患者の治療は非常に効果が現れやすい。甲状腺ホルモン欠乏症は治療すれば

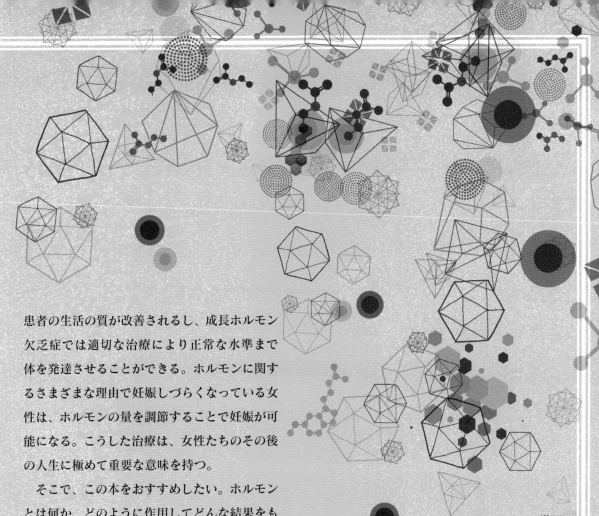

患者の生活の質が改善されるし、成長ホルモン欠乏症では適切な治療により正常な水準まで体を発達させることができる。ホルモンに関するさまざまな理由で妊娠しづらくなっている女性は、ホルモンの量を調節することで妊娠が可能になる。こうした治療は、女性たちのその後の人生に極めて重要な意味を持つ。

　そこで、この本をおすすめしたい。ホルモンとは何か、どのように作用してどんな結果をもたらすのか、そしてさまざまなホルモンが果たす役割がどれほどたくさんあるのかについて、豊富な図解を用いて分かりやすく正確に説明している魅力的な本だ。最新の科学研究を引用し、記憶に残りやすいよう工夫を織り交ぜながら、イラストを使ってテーマをやさしく解説してくれる。本書では、ホルモンに体を助けさせる実践的な方法も紹介している。きっとあなたの力となり、役に立つ1冊になるだろう。本書はまた、私たちの健康にとってホルモンバランスがいかに重要であるかを明らかにし、その先の未来を指し示しながら、内分泌学分野における最新の注目すべき医学研究も提示する。重要な科学的根拠が分かるだけでなく、読んでいて面白い本でもある。皆さんにもきっとお楽しみいただけると思う。

ジョン・ウォズ教授

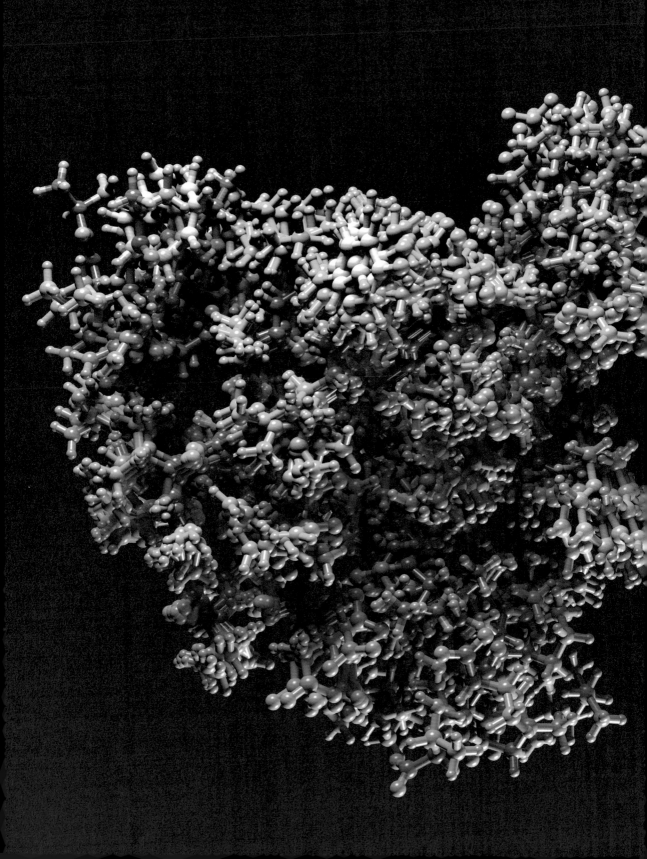

第1章

ホルモンは
何をしているのか

　この上なく複雑に入り組んだ交差点を思い浮かべてほしい。歩行者、自転車、自動車、電車にそれぞれ専用の通路が用意され、さらにそこを横切る船のための航路まである。あらゆる方向へ、絶え間なく変化しながら、ひっきりなしに何かが通っているような場所だ。幸い交差点の中心では、信号機のネットワークが交通を整理し、衝突が起こらないようにすべてをコントロールしながら動かしている。ここでもし信号機が故障したら、どうなるだろうか。待ち受けているのはカオスだ。ホルモンはいってみれば体の信号機のようなものだ。

　この章では、食事、運動、睡眠といった日々の営みから、成長、思春期、老化など人間の生涯における変化において、体のさまざまな細胞、器官、さらには系全体の相互作用を調整する化学信号としてのホルモンに注目する。ホルモンとは何か、どのような働きをするのか、ホルモンの発見者は誰か、体内のほかの系とどのように相互作用するのかを説明していく。

ペプチドホルモンであるインスリンの
分子構造を示す三次元模型。

ホルモンとは何か

あなたが腕を動かそうとすると、脳から出た電気信号が神経を通って腕の筋肉に送られる。筋肉細胞の収縮は物理的な運動だが、それ以外の細胞の活動、たとえば代謝のように調節を必要とする活動は本質的に化学的な変化だ。そこで、「内分泌系」と呼ばれる、第2の情報伝達経路が必要になる。この内分泌系が、ホルモンという化学信号を使って、体に変化をもたらすのだ。

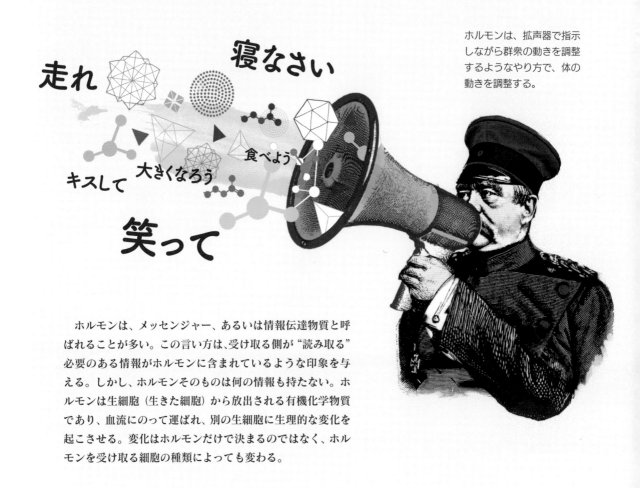

ホルモンは、拡声器で指示しながら群衆の動きを調整するようなやり方で、体の動きを調整する。

ホルモンは、メッセンジャー、あるいは情報伝達物質と呼ばれることが多い。この言い方は、受け取る側が"読み取る"必要のある情報がホルモンに含まれているような印象を与える。しかし、ホルモンそのものは何の情報も持たない。ホルモンは生細胞（生きた細胞）から放出される有機化学物質であり、血流にのって運ばれ、別の生細胞に生理的な変化を起こさせる。変化はホルモンだけで決まるのではなく、ホルモンを受け取る細胞の種類によっても変わる。

ホルモンはどのように働くのか

ホルモンは、あらゆる生体分子と同じく、決まった分子構造を持ち、ターゲットとなる細胞の特定の受容体のみと結合する。つまり、細胞はそのホルモンに合う受容体を持っている場合にしかホルモンの影響を受けない。ただし、1つの細胞が複数のタイプのホルモンのターゲットになっていることもある。

ホルモンが受容体に結合すると、それをきっかけに一連の反応が起こり、細胞に変化が生じる。たとえば、ブドウ糖を通過させる細胞膜の浸透性が高まる、新しいタンパク質の合成が始まる、といった変化が起こるわけだ。さらに、ホルモンが細胞に作用して、さらに別のホルモンを分泌させる場合もある。47ページで紹介する成長ホルモン放出ホルモンなどがそうだ。

すべての細胞に同じような効果をもたらすホルモンがある。例を挙げると、チロキシン（43ページ、141ページ参照）は、すべての細胞に作用し、酸素の消費を活発化させる。一方で、作用する細胞（ターゲット細胞）によって効果が大きく変わるホルモンもある。たとえば、オキシトシン（101ページ参照）は子宮の筋肉を収縮させる働きがあるが、脳内で社会的な絆の形成を促す作用もある。

ホルモン受容体は細胞の表面（膜貫通型受容体）または細胞の内部（細胞内受容体）にある。

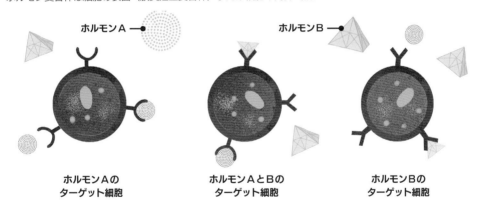

ホルモンＡの
ターゲット細胞　　　　ホルモンＡとＢの
ターゲット細胞　　　　ホルモンＢの
ターゲット細胞

どこで作られる？

ホルモンを作り、分泌するのは、内分泌系の腺や器官にある、ホルモンを作るよう特殊化した細胞だ。内分泌系の腺や器官の細胞がすべてホルモンを分泌するわけではないが、特殊化した細胞は通常、数種類のホルモンを分泌できる。こうした細胞は、神経系が送ってくる信号（神経シグナル）やほかの内分泌腺からの信号に刺激を受け、ホルモンを産生する。

どうやって移動する？

細胞から分泌されたホルモンは、周囲の体液に混ざって移動し、毛細血管壁を通り抜けて血管に入り込み、体内を通ってターゲットとなる部位まで運ばれる。体内のほかの分泌腺が専用の管を通して分泌物（汗、唾液など）を出すのに対し、内分泌腺はホルモンを直接周囲の組織に放出する。これが外分泌腺と内分泌腺の違いだ。

ホルモン発見の歴史

ホルモンが発見されたのは20世紀に入ってからだが、その
効果については何百年も前から研究されていた。医師たちが
記録してきた病気や不調、体の変化が、実はホルモンに関連
していたことが、あとになってから分かったのだ。

19世紀末には、医師はいくつかの器官で体のほか
の部位に影響を及ぼす物質が作り出されていること
に気づいていた。どのようなメカニズムが働いている
のかは分からないながらも、何世紀もの間、この知識
は活用されてきた。たとえば、テストステロンの存在
やこのホルモンが声帯に及ぼす効果は知られていな
かったが、男の子が高音の歌声を失わないための去勢
は紀元400年頃から行われていた。科学者は「内分
泌」がこのような現象に何らかの影響を及ぼしている
のではないかと考え、さまざまな器官を摘出する実験
を始めた。

最初のホルモンの発見

ホルモンが発見されてしばらくは、動物から臓器を
取り出して、その器官なしで問題なく生きていけるか
どうかを調べるやり方が主流だった。次に、取り出し

た臓器をすりつぶして抽出物を作り、それを注射で動
物の体内に戻した。そうすることで、その器官の機能
が回復することを期待したのだ。さらに、そうした初
期の科学者たちが自分自身の体で「抽出物」を試すこ
ともめずらしくなかった。1889年には、モーリシャ
ス生まれの医師が若返りを期待して、イヌとモルモッ
トの睾丸の抽出物を自分に注射したことさえあった。
いうまでもなく、若返りの効果は表れなかった。

1895年、科学者たちはウシの副腎からの抽出物を
使った実験を開始した。1901年、生化学者の高峰譲
吉はアドレナリン（エピネフリンとも呼ばれる）の同
定と分離に成功し、気管拡張作用によって喘息の症状
を改善できることを発見した。アドレナリンは最初に
発見されたホルモンだが、ホルモンという言葉が誕生
するのはその4年後になる。

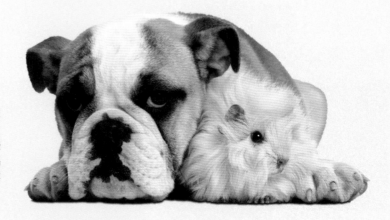

「愛情ホルモン」こと
オキシトシンは、ほ
かの哺乳類にとって
も、信頼や友情を築
くうえで、人間の場
合と同じくらい重要
な働きをする。

新たな情報伝達経路

　高峰の発見からわずか1年後、生理学者のアーネスト・スターリングとウィリアム・ベイリスが、小腸壁からの抽出物を血管に注入する実験を行った。すると、膵臓が消化液を分泌するという効果が見られた。注入する量を増やすほど、分泌される膵液の量も増えた。スターリングとベイリスは、「セクレチン」というホルモンを発見したのだ。この発見は生理学における大きな転換点となった。神経ではなく、血管を通って体内を移動する新たな伝達経路が明らかになったのだ。それまでは、器官への情報伝達は神経がすべて担っていると考えられていた。現在では、ホルモンは遠くまで、そして広範囲に情報を伝達することができる化学信号として知られている。

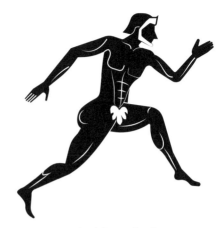

名前の由来

　「ホルモン」という言葉は、「活性化する」「刺激する」という意味のギリシャ語「オルマオ（ormao）」に由来する。これまでに「オータコイド」（ギリシャ語で「自己修復」の意）、「ケイロン」（「リラックスする」の意）など、ほかの言葉が候補に挙がったこともあったが、それらが科学界に根づくことはなかった。それに実のところ、「オータコイド」という言葉は少々覚えにくい。

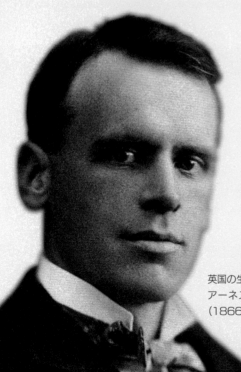

英国の生理学者、
アーネスト・スターリング
（1866〜1927年）

内分泌学は
ホルモンと
その作用を
研究する
学問だ

ホルモンの構造

ホルモンは、炭素、窒素、水素、酸素など、あらゆる生物に共通する原子で構成された化学構造を持つ。ホルモンのサイズは非常に幅があり、数十個程度の原子からなるものもあれば（エストロゲンの原子数は53個）、数百という原子で構成されるものもある（インスリンの原子数は777個）。ちなみに、1個の生細胞には1兆個前後の原子が含まれる。

ホルモンを構成する原子は、おもちゃのブロックに似ている。組み合わせたブロックは取り外して、新しい構造に再利用できる。生細胞がまるで大工のように絶え間なく分子を作り変え、生物に役立つ新たな分子を探し出そうとする。

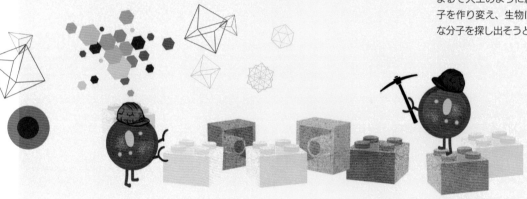

　ホルモンは最も単純な生命体の中で進化した。進化の歴史のどこかの時点で、単細胞微生物が周囲の環境に化学物質を分泌するようになった。それ自体は特に注目すべきことともいえない。細胞は、常に化学物質を排泄物として排出している。ここで重要なのは、別の単細胞微生物がその化学物質に反応したという点だ。そこから、変化が始まった。

　これは、まれな出来事の積み重ねによる進化の過程をかなり簡略化した説明だが、ここから微生物が化学信号を介して情報を伝え合うことができるようになった。化学信号は、細胞分裂、毒素の分泌、あるいは微生物同士が一体化した菌膜（バイオフィルム）の形成など、微生物の活動の連携を助けている。同種の微生物は情報伝達に化学信号を用いるようになり、異種の微生物同士でも同じことが行われるようになった。

　多細胞生物が進化する間も、細胞は化学物質を分泌して細胞間の作用を調整する能力を保ち続けた。ただし、今度は別の生物とやりとりするのではなく、同じ生体内の別の細胞との連携が生まれた。結果として、微生物からシロナガスクジラまで、あらゆる生物は化学信号で細胞作用を調整するようになった（ただし、これらの化学信号がすべてホルモンだというわけではない）。

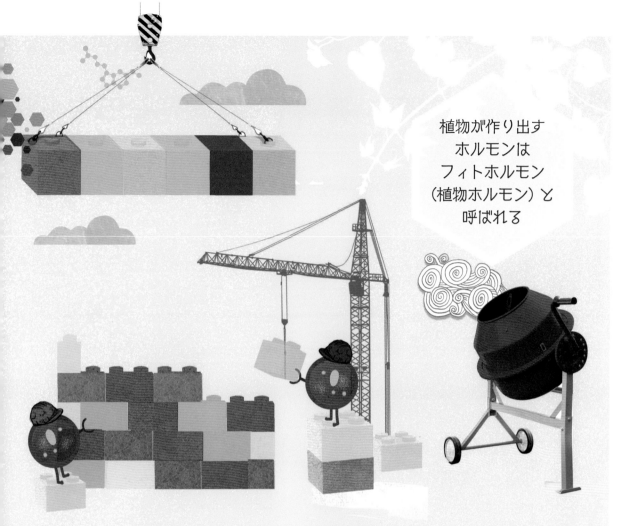

植物が作り出す
ホルモンは
フィトホルモン
（植物ホルモン）と
呼ばれる

保たれてきた基本構造

　人間のホルモンのほとんどは、単細胞生物が用いていた比較的単純な化学信号と大きな違いはない。生物が進化するにつれて、ゲノムが変異し、それに伴ってホルモンの構造も少しずつ変わっていった。進化とともにこうした変化が積み重ねられたが、基本的な構造はほとんど変わらなかった。このように基本構造が保存されてきたため、ホルモンの起源は分子からたどることができる。たとえば、インスリンは真核生物の仲間の単細胞生物にさかのぼることが可能だ。

進化の原動力

　ホルモンが進化の原動力になることもある。ホルモンの作用、構造、ターゲット細胞までの移動手段や受容性が変わるような変異が起こると、結果として大きな変化が生じることがあるからだ。特に、ホルモンが生物の外見、機能、環境との相互作用などのあらゆる点に関わっている場合、その傾向は顕著になる。これらの変化の中には、生物に害を与え、死滅させたり生存率を下げたりするものもある。そうなると、生物は次の世代を残すことができず、自然に絶滅へ追い込まれる。また、ある生物とその子孫を新たな進化経路に送り込むなど、変化が好都合に働く場合もある。

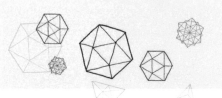

ホルモンは
どんな分子でできているのか

ホルモンは、（原子でできた）有機分子であり、それゆえ構造（同種のホルモンに共通する基本的な設計要素）によって分類することができる。この構造は、ホルモン受容体が認識して結合する分子構造であるため、正常なホルモンの働きに欠かせないものだ。また、構造はホルモンの移動手段や、ターゲット細胞との相互作用にも影響する。

ペプチド・タンパク質ホルモン

　大半のホルモンは、アミノ酸（分子の一種）の鎖が化学結合でつながってできており、ペプチドと呼ばれる。ペプチドホルモンには、わずか3つのアミノ酸がくっついただけのものもあれば、100個以上のアミノ酸が連なったものもある。鎖を形成するアミノ酸が30個以上になると、一般的にはタンパク質ホルモンと呼ばれるようになる。ペプチド鎖のアミノ酸の中には電荷を持つものもあり、このようなアミノ酸は、数珠つなぎになった鎖のほかの部分と引きつけ合ったり、反発し合ったりすることがある。磁力を帯びた鎖がさまざまな方向に曲がるように、アミノ酸の鎖に“ねじれ”が生じるのだ。こうして出来上がった三次元構造は、タンパク質の働きや、受容体をはじめとするほかの分子との相互作用を知るうえで非常に重要な意味を持つ。これらのホルモンは、最初に不活性化された形（ホルモン前駆体）で作られ、必要に応じて活性化されることが多い。

アミノ酸は、生命を構成する有機物でできたブロックのようなものだ。アミノ酸が連結することにより、ペプチドと呼ばれる鎖が形成される。いくつものペプチドが結合して、タンパク質を形成することもある。

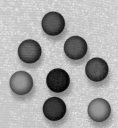

アミノ酸

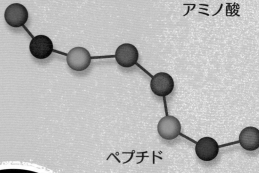

ペプチド

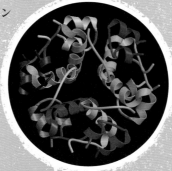

インスリン（142ページ参照）は、2本のペプチド鎖がつながったタンパク質ホルモンで、合計51個のアミノ酸で構成されている。

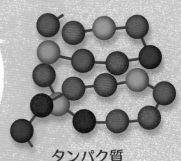

タンパク質

ステロイドホルモン

次に多いホルモンは、ステロイドだ。ステロイドホルモンは、すべてが脂質（脂肪）でできており、主にコレステロールから作られる。これらに共通する特徴的な構造は、つながった炭素の「環」だ。炭素環にくっつく構造体が少し変わるだけで、まったく別のホルモンになる。

エストロゲン（68ページ参照）とテストステロン（72ページ参照）は、どちらも特徴的な炭素環構造を持つステロイドホルモンだ。エストロゲン分子の構造が少し変わると、テストステロン分子になる。

エストロゲン

テストステロン

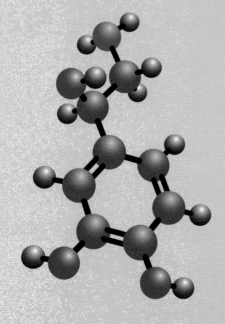

ノルアドレナリン（ノルエピネフリン）は、チロシンから作られるホルモンの1つで、アミンホルモンに分類される。

アミンホルモン

ホルモンの第3のグループはアミンホルモンで、アミノ酸の一種であるチロシンの構造が基本になっている。そのため、これらのホルモンは「チロシン誘導体」または「アミノ酸」ホルモンと呼ばれることもある。

脂質を好むホルモン、水を好むホルモン

　脂質や水に対するホルモンの親和性（疎性）は、そのホルモンがどのように血流にのって運ばれていくかに影響する。また、ターゲット細胞との相互作用にも影響を及ぼす。ホルモンは一般的に、脂質と結合しやすく水と相性が悪いタイプ（親油性／疎水性）と、水と結合しやすく脂質と相性が悪いタイプ（親水性／疎油性）に分類される。

ホルモンを含め、すべての分子は、親水性と親油性のスペクトルのどこかに位置している。このスペクトルで分子が当てはまる位置は、溶解度とも呼ばれる。たとえば、水に完全には溶けない分子は、水が「好き」というほどではなく、「やや好み」という程度だといえるかもしれない。

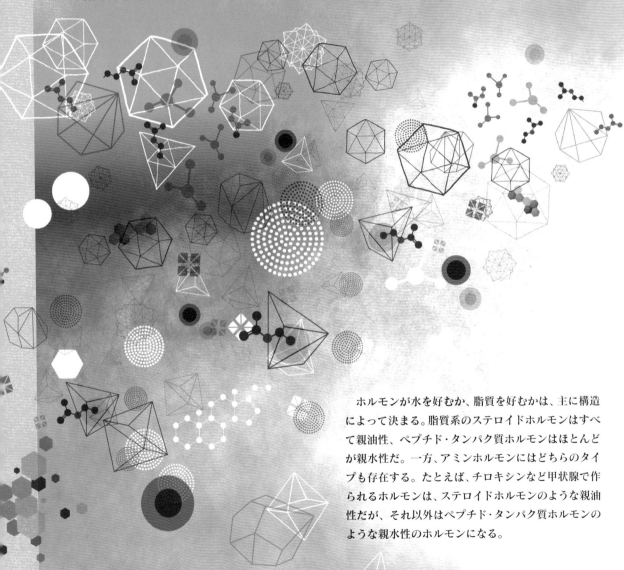

　ホルモンが水を好むか、脂質を好むかは、主に構造によって決まる。脂質系のステロイドホルモンはすべて親油性、ペプチド・タンパク質ホルモンはほとんどが親水性だ。一方、アミンホルモンにはどちらのタイプも存在する。たとえば、チロキシンなど甲状腺で作られるホルモンは、ステロイドホルモンのような親油性だが、それ以外はペプチド・タンパク質ホルモンのような親水性のホルモンになる。

ホルモンが作用する場所

　ホルモンは作用する場所によっても分類され、自己分泌、傍分泌、内分泌、外分泌の4グループに分けられる。1種類のホルモンがいくつものグループにまたがって分類されることもある。たとえば、自己分泌ホルモンが傍分泌として作用する場合もある。

外分泌ホルモン

　外分泌ホルモンは体の外に出てほかの生物（同種の場合もあれば異種の場合もある）の細胞に働きかける。一般にはフェロモンの名で知られているものもある。ステロイドのアンドロスタジエノンは、男性の汗に含まれるホルモンで、パートナーになりそうな相手のコルチゾール（人間がストレスを感じたときや興奮したときに放出されるホルモン）の濃度を上昇させる作用がある。

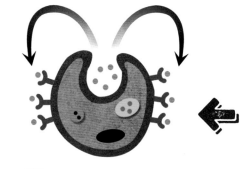

自己分泌　自己分泌物とも呼ばれるホルモンで、分泌した細胞自身に作用する。たとえば、免疫系の細胞は侵入してきた異物を発見すると、成長ホルモンを出す。そうすることで、ホルモンを出した免疫細胞自身が成長して分裂し、異物と闘う仲間の数を増やすことができる。

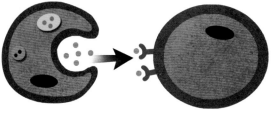

傍分泌　分泌細胞のすぐ近くにある細胞にホルモンが作用する。たとえば、卵巣細胞から分泌されるエストロゲンは、排卵が起こる前に卵胞細胞の成熟を促す作用がある（66ページ参照）。

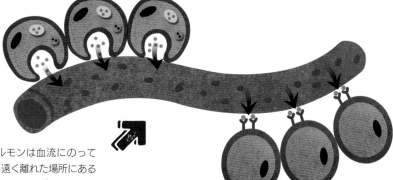

内分泌　これらのホルモンは血流にのって運ばれ、分泌細胞から遠く離れた場所にある細胞に影響を及ぼす。エストロゲンは卵巣に傍分泌作用を及ぼすだけでなく、内分泌作用も持ち合わせている。たとえば、細胞の代謝を高めたり、脂肪を蓄えたりする効果がある。

19

ホルモンはどのように作られるか

ホルモンは、視床下部、松果体、下垂体（いずれも脳にある）、それに甲状腺、副甲状腺、副腎、生殖器（卵巣と精巣）、膵臓など内分泌系の分泌腺や各器官の特殊化した細胞によって作られる。しかし、従来は内分泌系の一部だと思われていなかったほかの器官にも、ホルモンを作る特殊化細胞が含まれることが分かってきた。たとえば、腸の特殊化細胞ではセクレチンが分泌される。このホルモンは、排泄物がスムーズに運ばれるようにするため、胃腸での水分の吸収を調節する作用がある。これらの細胞はすべて、1種類あるいは複数の異なるホルモンを作り出して蓄え、信号を受け取ったときに分泌する。

3種類の刺激が、それぞれ違ったやり方でホルモンを放出させ、体のメカニズムが滞りなく機能するように働いている。❶ホルモン性刺激はゆっくりだが、持続的に効果を発揮する。❷体液性刺激は体のサーモスタットのような役割を果たし、調和の取れた状態を維持できるように必要なホルモンの産生を促す。❸神経インパルスは短時間でホルモンを放出させることができる。

分泌を開始させる刺激

　細胞にホルモンを分泌させるための刺激を与える経路には、ホルモンと体液と神経の3種類がある。

　ホルモン性刺激は名前が示す通り、基本的に化学的な刺激だ。たとえば、甲状腺細胞は脳下垂体前葉から出た甲状腺刺激ホルモンの刺激を受けて、トリヨードサイロニンとチロキシンを作り出す。

　体液性刺激は、内分泌腺そのものに関わる"センサー"から送られてくる。たとえば、副甲状腺の細胞の表面にはカルシウムを検出できる受容体があり、血中のカルシウム濃度が分かるようになっている。カルシウム濃度が低下すると、これらの細胞は体内の多数のターゲット細胞に働きかけてカルシウム濃度を増加させる作用がある副甲状腺ホルモン（PTH）を分泌する。

　神経性刺激は、短時間でホルモンを放出させることができる。たとえば、副腎髄質の分泌細胞が神経インパルスによって刺激されると、アドレナリン（エピネフリン）とノルアドレナリン（ノルエピネフリン、113ページ参照）の両方が放出される。これらは、たとえば心拍数の増加などによって闘争・逃走反応（112ページ参照）の準備をさせる。

ホルモンの産生

　ホルモン分泌細胞は、ホルモンの産生を促す刺激をただ待っているわけではない。その間も細胞は休むことなく、さまざまな役に立つ分子を作っている。この過程は生合成と呼ばれる。生合成によって、個々の分子を作り変えたり、ほかの分子と組み合わせたりして、より大きく、より複雑な分子を作り出している。細胞のDNAには、こうした分子を作るための設計図が用意されている。

分泌

　作られたホルモンは、必要になるまで細胞内の特殊な区画（分泌小胞）に一時的に蓄えられる。分泌細胞がホルモン放出の信号を受け取ると、この分泌小胞が細胞の形質膜に移動し、ここで開口分泌（エキソサイトーシス）と呼ばれる過程により、ホルモン分子が放出される。

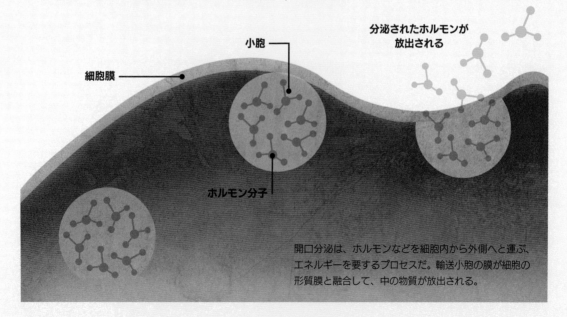

分泌されたホルモンが放出される

小胞

細胞膜

ホルモン分子

開口分泌は、ホルモンなどを細胞内から外側へと運ぶ、エネルギーを要するプロセスだ。輸送小胞の膜が細胞の形質膜と融合して、中の物質が放出される。

ホルモンはどのように作用するか

ホルモンは、多くの場合、体のあちこちにある多数の細胞に同時に作用して、大規模な変化をもたらす。どの程度の効果を発揮するかは、ホルモンの血中濃度や、ターゲット細胞の感受性によって決まる。ここからは、ホルモンがどのようにターゲット細胞まで運ばれるか、これらの細胞内でどのような変化が起こるのか、またホルモンがもたらす変化の違いについて説明していこう。

ホルモンの輸送

　細胞から分泌されたホルモンは、細胞の周囲の体液を通り抜けて、いちばん近くにある血管に運ばれる。ホルモン分子は小さいため、血管の壁を通り抜けて内側に入り込むことができる。血流中に分泌されるホルモンの量は、分泌細胞が受け取る刺激（21ページ参照）の強さと持続時間によって変わる。

　私たちの血液の50%近くは水分だ。脂質を好むホルモン（ステロイドホルモンや甲状腺ホルモン）にとって、あまり居心地のよい環境とはいえない。脂質を好むホルモンは、血液中を循環する輸送タンパク質の力を借りる必要がある。輸送タンパク質はホルモンと結合し、ホルモンの疎水基を自分たちが持っている親水構造で覆い隠す。すると、ホルモンは水分が多い環境でも移動しやすくなる。

　輸送タンパク質の中には、相手を厳しく選ぶものもある。たとえば、性ホルモン結合グロブリン（SHBG）は、性ホルモンであるテストステロンとエストロゲンにしか結合しない。アルブミンなど、ほかの輸送タンパク質は、疎水性のホルモンならどれにでも結合する。一般的に、結合の相手が限定されているほど結合は強固になり、輸送タンパク質はホルモンを遠くまで運ぶことができる。

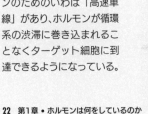

体内には、いくつかのホルモンのためのいわば「高速車線」があり、ホルモンが循環系の渋滞に巻き込まれることなくターゲット細胞に到達できるようになっている。

体重が68kgの
人間の体には、
およそ5Lの
血液が流れている

高速車線

直接の輸送経路

　ホルモンが血管内に入ると、薄まるだけでなく、体の自然な代謝経路を通じて分解される恐れもある（29ページの「半減期」を参照）。これを避けようと、人間は進化の過程で（ほかの動物たちとともに）いくつかの直接的な輸送経路を発達させてきた。こうして、とりわけ重要なホルモンは循環系（血管系）で迷うことなく、まっすぐ目的地にたどり着けるようになった。このような直接経路のうち、最初にできたのは視床下部と下垂体前葉（成長や生殖などに関わる下垂体の一部）を結ぶ経路だ。視床下部・下垂体門脈系と呼ばれるこの経路を通ると、視床下部で分泌されたホルモン（甲状腺刺激ホルモン放出ホルモンなど）が、薄まることなく下垂体前葉に届く。

　第2の直接経路は、肝門脈系だ。血液が門脈を通って胃腸管や脾臓から肝臓へ運ばれることから、こう呼ばれている。この「高速車線」は直接肝臓につながっている。つまり、ブドウ糖を貯蔵したり放出したりする重要な臓器へ、血糖値を調節する2種類のホルモン（インスリンとグルカゴン）を超特急で送り込むことができるわけだ。ホルモンは肝臓にたどり着いたあとも、体全体をめぐり続ける。

2種類のメッセンジャー

　ホルモンは2種類に分けることができる。1つは一次メッセンジャーとして作用するタイプで、ホルモン自体が直接細胞に入り込んで反応を引き起こす。もう1つは、ターゲット細胞の受容体と結合して、二次メッセンジャーと呼ばれる信号を放出させるタイプだ。

二次メッセンジャーは緊急通報のように作用し、あなたを助けるための一連の動きを発生させる。

一次メッセンジャー

　親水性ホルモンと違い、親油性ホルモン（ステロイドホルモンや甲状腺ホルモン）は細胞内に入り込むため喜んで脂質膜を通り抜ける。そのため、これらのホルモンの受容体は、ターゲット細胞内の細胞質や細胞核の中に存在する。このようなホルモンは作用を仲介するタンパク質を必要とせず、細胞内に入って受容体と結合することで、直接作用を引き起こす。

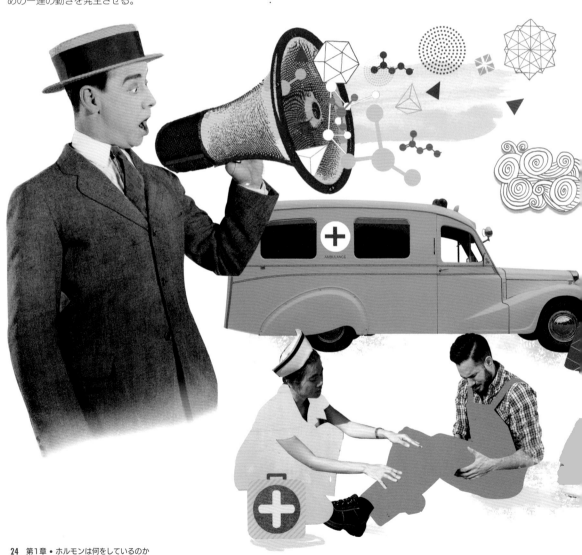

二次メッセンジャー

　ホルモンの中には、細胞に変化を起こさせるために二次メッセンジャーを必要とするものもある。緊急通報のシステムで例えると分かりやすいかもしれない。119番に電話して救急車を呼んだとき、電話を受けた通信指令係が家にやってきて病院へ運んでくれるわけではない。電話したことによって一連の動きが発生し、結果として救急車が駆けつけてくるのだ。通信指令係は、目的の実現に向けて働く二次メッセンジャーだが、一連の活動が起こるきっかけとなったのは最初の電話だ。

　ペプチド・タンパク質ホルモンや一部のアミンホルモン（16〜17ページ参照）は、自ら細胞内に入ることができないため、二次メッセンジャーの助けが必要になる。そのため、受容体はターゲット細胞の細胞膜の外側に突き出した形になっている（11ページ参照）。また、これらのホルモンは親水性（非脂溶性）であるため、細胞膜の脂質環境に入り込めない。こうしたわけで、これらのホルモンは二次メッセンジャーなどの力を借りて、細胞内の変化を起こす。

　ホルモンが受容体と結合すると、結合によって受容体の形状が変わる。この新たな形状では、受容体が近くのタンパク質にぶつかることになり、いくらかのエネルギーが放出される。タンパク質はこのエネルギーを利用して膜の中を移動し（膜を通り抜けるのではなく）、やはり膜に埋め込まれている酵素と反応する。活性化された酵素は、新たな分子の合成を助ける。今度はこの分子が二次メッセンジャーとして細胞内のタンパク質を活性化し、最終的に細胞内で変化が起こるという仕組みだ。

　この二次メッセンジャーの仕組みは、1つのホルモン分子が1つの受容体に結合すると、複数の二次メッセンジャーを放出させることができるため、効率がよい。これは、119番に1回電話するだけで、何人もの救急隊員が事故現場にやってくるのと同じだ。救急隊員を集めるために、人数と同じ回数の電話をかけなければならないとしたら、非効率極まりない。

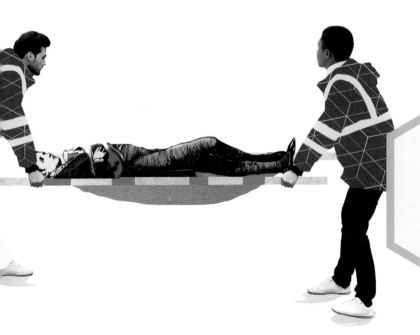

細胞が
特定のホルモンに
対する受容体を
多く持つほど、
そのホルモンに
対する感受性が
高くなる

効果を発揮する

結合したホルモン（ホルモン-受容体複合体と呼ばれる）が直接ターゲット細胞に作用するにせよ、二次メッセンジャーを介して作用するにせよ、その最終目的は細胞内で変化を起こすことだ。そのためには、細胞のDNAに含まれる特定の遺伝子を活性化・不活性化させる必要がある。ステロイドホルモンや甲状腺ホルモンの場合は、ホルモンとその受容体が、ターゲット遺伝子に関連する特定のDNA配列に結合する。これらの配列を「ホルモン応答エレメント」と呼ぶ。ペプチド・タンパク質ホルモンの場合は、二次メッセンジャーなどに置き換えられてDNAと結合する。

こうしたDNAへの結合は、遺伝子の読み取りに変化をもたらす。特定のタンパク質が合成されたり、逆に作られないようにしたりといった変化が起きることもある。日々の機能を果たすのに不可欠なあらゆる分子を作り出すため、細胞が必要とする"レシピ本"がDNAだとしたら、ホルモンの活動は細胞が使うレシピを切り替えたり、1回の分量を調整したりする役割を果たしている。

ホルモンが細胞に及ぼす効果は、下の3つのグループに大きく分けられる。

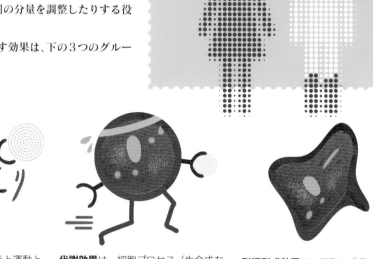

速度効果は、おおまかにいうと運動と関係がある。ここには、筋肉細胞の収縮や、細胞内の酵素のような生成された物質が分泌されるために動くことも含まれる。

代謝効果は、細胞プロセス（生合成など）の速度を調節する。プロセスは速くなる場合もあれば、ゆっくりになる場合もある。

形態形成効果は、細胞の成長と形態の変化に関わっている。これは胚の発達中に起こる場合もある。たとえば、未分化細胞は、ユニークな形に変わり筋肉細胞になることもあれば、ニューロン（神経細胞）になることもある。

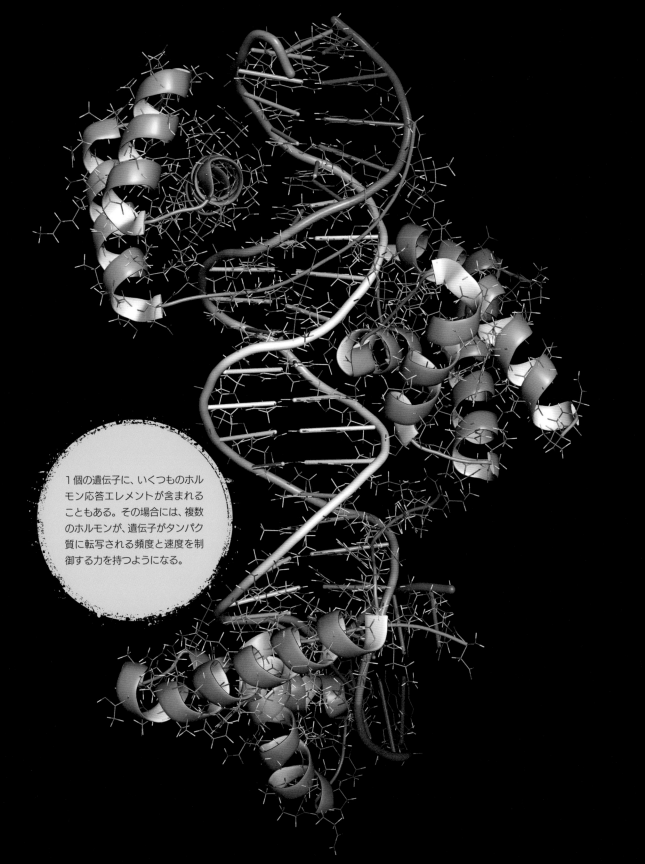

1個の遺伝子に、いくつものホル
モン応答エレメントが含まれる
こともある。その場合には、複数
のホルモンが、遺伝子がタンパク
質に転写される頻度と速度を制
御する力を持つようになる。

フィードバックと分泌調整

ホルモンは、体内の働きを調節することによって効果を発揮する。ホルモンはフィードバックに反応しながら常に調節を行っている。オンとオフを切り替えるスイッチというよりは、温度を一定に保つサーモスタットに近い。もしもホルモンがいつまでも血液中に残り、放出後もずっと効果が続くようでは、このような調節は不可能だ。ホルモンは分泌後に体内で自然に分解される。このような分泌と分解のサイクルは、ホルモンの調節作用において重要な役割を果たしている。

気候変動はポジティブフィードバックループの一例だ。大気の温度が上昇すると、大気中の水蒸気の量が増え、さらに温度が上がる。

フィードバック

ホルモンの分泌は、血中のホルモン量により、新たに作られるホルモン量が決まるという「フィードバックループ」によって、おおむね制御されている。設定温度を一定に保つサーモスタットのように、体も、ホルモンが最大の効果を発揮できる量から大きく逸脱しないよう調節している。ほとんどのホルモンは「ネガティブフィードバックループ」によって制御され、ホルモンが分泌されると産生が抑えられるようになっている。たとえば、甲状腺ホルモンのチロキシン（T4とも呼ばれる）とトリヨードサイロニン（T3）はネガティブフィードバックループにより制御される。視床下部が甲状腺刺激ホルモン放出ホルモン（TRH）

を出すと、下垂体が刺激されて甲状腺刺激ホルモン（TSH）が放出される。甲状腺刺激ホルモンは甲状腺を刺激してT3とT4を放出させる。T3とT4は、どちらも全身のターゲット細胞に作用して代謝を高める。しかし、視床下部と下垂体にもT3とT4の受容体がある。ホルモンがこれに結合すると、甲状腺刺激ホルモン放出ホルモンと甲状腺刺激ホルモンの生産が抑えられ、最適なバランスが保たれる。

「ポジティブフィードバックループ」は、ホルモンの分泌が刺激となって、さらにそのホルモンの産生が促される仕組みだ。これはごく少数派のフィードバック機構であり、ホルモンの調節が暴走して手に負えなくなる恐れもあるが、これでちょうどよい場合もある。

> 哺乳類の雌は、赤ちゃんに乳首を刺激されると、反応して乳を出すことができる。これは、プロラクチンのフィードバックループがもたらす結果だ

プロラクチンを例に説明しよう。赤ちゃんがおっぱいを吸うと、母親の脳に神経を通ってメッセージが送られ、下垂体からプロラクチンが分泌される。このホルモンは乳腺を刺激して母乳を作らせるため、赤ちゃんがさらにおっぱいを吸うようになる。このポジティブフィードバックループでは、プロラクチンが分泌されると、さらにプロラクチンが出るようになっている。

アドレナリンの急上昇

すべてのホルモンがフィードバックループによって調節されているわけではない。たとえば、アドレナリンはストレスを感じたときなどに発生する神経刺激に反応して分泌される。刺激が続く間は、アドレナリンの産生も続く。このホルモンの調節は、サーモスタットよりも、オン・オフ切り替えスイッチに近い。これがうまくいくのはアドレナリンならではである。アドレナリンの作用は強力で全身に及ぶが、血液中に含まれる酵素によってわずか2〜3分で分解されるからだ。強いストレスがかかる状況をホルモンの急上昇によって克服し、そのあとにホルモンは消失する。このような消失を、ホルモンの「半減期」と呼ぶ。

ノルアドレナリン（青の線）は血液中での寿命が短く、半減期はわずか2分だ。コルチゾール（赤の線）とテストステロン（緑の線）ははるかに寿命が長く、半減期はそれぞれ約1時間、約4時間となっている。

半減期

あらゆる生体分子と同じく、ホルモンも体内で自然に分解される。ホルモンの新陳代謝は腎臓と肝臓で行われるが、血液中の酵素によって分解されることもある。分解によって発生した生成物はすべて尿や便と一緒に排泄される。

ホルモンが血液中にとどまる時間が長くなるほど、そのホルモンがターゲット細胞に届いて変化を起こす可能性が高まる。ホルモンが分解されるまでの時間は、ホルモンの構造と輸送タンパク質に結合しているかどうかによって変わる。ステロイドなどの親油性ホルモンは、酵素からホルモンを守る作用がある輸送タンパク質と結合しているため、血液中により長くとどまることができる。

ホルモンの半減期とは、ホルモンが血液中に分泌されてから量が半分に減るまでの期間を指す。ホルモンが完全に消失するまでの時間を測るのはほぼ不可能なため、血中濃度が最大時の50%になるまでの時間を指標として使うわけだ。半減期は、秒単位（カテコールアミン）や分単位（ノルアドレナリン）のものもあるが、数時間（テストステロン）のホルモンもある。

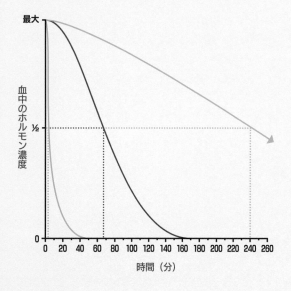

29

ホルモンはどのように ほかの系と相互作用するのか

体の調節装置として働く内分泌系は、体中のあらゆる器官系と相互作用する必要がある。内分泌腺には、体のあちこちから情報が送られてくる。このフィードバックに基づいて、体内のバランス（ホメオスタシス）が維持されるよう内分泌系が各系に変化を与える。

神経系

　12個ある内分泌腺のうち、3つは脳内にある。下垂体のすぐ上にあたる、脳の基底部にある視床下部は、神経と内分泌系を主に結ぶ。視床下部は、たとえば血液の量が少ない（体が脱水気味になっている）といった情報を伝える神経インパルスを脳から受け取る。こうした神経インパルスは視床下部を刺激して、ホルモンの産生を促す。体が水分不足ならば、抗利尿ホルモン（ADH、バソプレシン）が作られ、下垂体に直接運ばれて、血液中に分泌される。つまり、神経系からの電気刺激が、化学応答に変換される。このホルモンは腎臓細胞に働きかけて、作りかけの尿から水

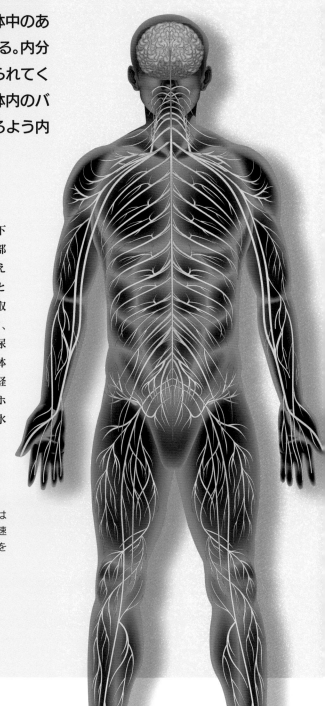

神経インパルスは時速431kmの速さでニューロンを伝わっていく。

分を再吸収し、血液の量を増やす。ほかにも、内分泌系と神経系はさまざまな形で関わり合っている。よく知られる闘争・逃走反応でアドレナリンを生産する副腎など、いくつかの内分泌器は神経系から直接刺激を受ける。ホルモン、特に甲状腺ホルモンは、脳や中枢神経系の健全な発達にも欠かせない。

免疫系

ホルモンは、体が免疫反応を調節する手段の1つで、機能亢進（機能が必要以上に活発になった状態）や機能低下を起こさないように調節する。しかし、免疫系と内分泌系が相互に及ぼす作用は複雑にからみ合っていて、両者を隔てる境界線はあいまいだ。免疫細胞には、内分泌系、特に下垂体と視床下部で作られるさまざまなホルモンの受容体が備わっている。たとえば、成長ホルモンは免疫細胞を刺激して増殖と成熟を促進する。さらに、免疫細胞は内分泌系で作られた成長ホルモンと反応し、自らも成長ホルモンの産生と分泌を行う。そのため、免疫細胞は攻撃を受けるとすぐに付近の免疫細胞を刺激して、増殖させることができる。血流にのってホルモンの信号が届くまで待つ必要はないわけだ。

免疫細胞はサイトカイン（化学信号の一種）を用いて、攻撃を受けていることを体中の免疫細胞に警告する。サイトカインは低分子タンパク質だが、ホルモンと同じように血流にのって全身をめぐり、受容体に結合してターゲット細胞と反応し、これらの細胞内で変化を起こす。サイトカインは免疫系の細胞で作られるため、ホルモンとは見なされないが、働きはホルモンとほとんど変わらず、境界線ははっきりしなくなっている。

男性のほうが
風邪に弱いのは本当か？
最近の研究によると、
女性はエストロゲンの濃度が
男性より高いので
免疫力が高まっている
可能性があるという

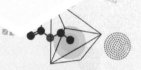

消化器系

胃や膵臓は、内分泌系の器官であると同時に消化器系の一部でもある。これらの器官には、消化液を分泌するように分化した細胞だけでなく、消化作用や血中のブドウ糖濃度（血糖値）の調節を助けるホルモンを作る細胞も存在するからだ。また、内分泌系には消化器系を直接コントロールする役割もある。たとえば、強いストレスがかかった状況や、何らかの脅威が存在する状況では、ストレスに反応してアドレナリンとノルアドレナリンが分泌され、闘争・逃走反応の一部として消化活動が抑制される。

最近では、人間の消化管にすみつく腸内細菌が内分泌腺とほとんど同じような機能を持つことが分かってきた。消化器系と内分泌系の関係がまた1つ、明らかになったわけだ。腸内細菌はホルモンに似た作用を持つたくさんの化合物を合成し、循環系に送り込んで体内のあちこちの器官に作用させる。たとえば、セロトニン、ドーパミン、ノルアドレナリンなど、気分や感情に影響を与える神経伝達物質が作られている。

いくつもの作用を持つ
ホルモン

多くの場合、研究者がホルモンの作用にある程度の見当をつけていなければ、一見関係なさそうな組織や器官にあるターゲット細胞は見つからない。そのために、内分泌学の研究者は頭を抱えながら、何が待っているか分からない未知の研究分野を手探りで進むことになる。たとえば、グレリンというホルモンは、さまざまなターゲット細胞に作用して食欲を刺激することから「空腹ホルモン」と呼ばれる。血流にのって体内を循環するグレリンの濃度は、食べる直前に最高レベルへ達し、食後に最低レベルまで下がる。しかし、心臓の多くの細胞も、この空腹ホルモンの受容体を備えている。なぜだろう。"飢えた心"などというものが、本当にあるのだろうか。

グレリンという名前は、もう1つの作用である成長ホルモン放出ペプチドに由来する

コルチゾールも心臓と消化器の両方に影響を与えるホルモンだ。

グレリン（130ページ参照）が心臓の細胞に及ぼす作用を研究した結果、グレリンは一般的な性質として保護効果を持つことが分かった。たとえば、グレリンは末梢血管を拡張させることで血圧を下げ、動脈の壁に脂質がたまって発症するアテローム性動脈硬化を予防する効果がある。グレリンによる心臓病の治療効果についても研究が進み、心臓発作を起こした患者をグレリンで治療すると、予後が良好であることが分かった。グレリンが心臓を守るメカニズムはまだ明らかになっていないが、食欲増進以外の効果もあることははっきりしている。グレリンは、発見された当初から脂肪の貯蔵を促したり、骨の形成や代謝を調節したり、がんの進行や転移に何らかの関わりがあることが分かっていた。しかし、1つのホルモン、つまり1個の分子がどのようにしてこれほど多様な効果をもたらしているのだろうか。

1つのホルモン、結果はいろいろ

　ここまで、ホルモンがどのように受容体と結合し、生化学反応を起こしているかを見てきた。この生物学的経路をたどり、最終的に細胞に作用する新たなタンパク質が作られる。経路のどこかの段階で起こる1つの変化が、ホルモンに新たな作用を持たせるのだ。

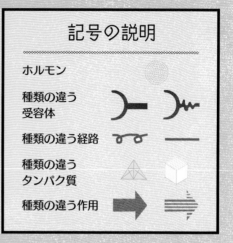
受容体が違う場合（右図）

1つのホルモンは、2つ以上の種類の違う受容体に結合できる。受容体はそれぞれ、別の経路をたどって違う種類のタンパク質を合成する。1つのターゲット細胞には、種類の違う複数の受容体がある場合もあれば、1種類しか受容体がない場合もある。

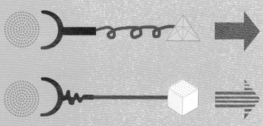

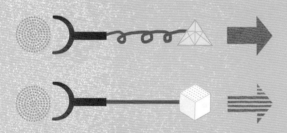

経路が違う場合（左図）

細胞内で違う生物学的経路をたどるために、結合する受容体の種類が異なる必要はない。同じ種類の受容体から、異なるタンパク質と酵素の組み合わせが生まれ、異なる物質が作り出されるので、最終的に細胞内で得られる効果が変わることもある。つまり、同じホルモン-受容体複合体でも、細胞の種類が違えば、細胞内での作用も変わるのだ。

作用が違う場合（右図）

2種類の違った細胞内で、たどるステップの1つ1つが同じ──つまり、ホルモン受容体も同じ、生物学的経路も同じ、最終的に作り出される物質も同じ──であっても、ホルモンが細胞に及ぼす作用が異なる場合がある。合成される物質（たいていはタンパク質）が同じであったとしても、細胞の種類が違えば、作用がまったく変わることがあるのだ。同時にどのような物質が作られるかを含め、細胞内の環境はタンパク質の振る舞いや相互作用に影響を与える。つまり、同じタンパク質が2種類の異なる細胞にそれぞれ違った作用を及ぼすことになるわけだ。

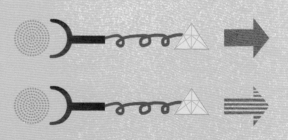

ホルモンとリズム

ホルモンの分泌は特定の刺激に対する反応として説明されることが多いが、
外部刺激とは関係なく、比較的規則的なリズムを持つ場合もある。

昼食 昼食前には食欲増進効果のあるグレリンが上昇する。食事をすると、レプチンが脳に満腹になったことを伝える。これらのホルモンは1日中増減を繰り返す。ここはコルチゾール濃度が急上昇するタイミングでもある。

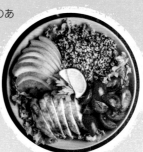

午後10時頃 眠りにつくと、成長ホルモンが大量に分泌され、子どもでは成長が、大人では細胞の修復や再生が促進される。日中にしっかり体を動かしているほど、夜間に分泌される成長ホルモンの量も多くなる。

午前3時頃 男性は、（眠っていても起きていても）この時間帯にテストステロンの濃度が急上昇する。

朝食 コルチゾールが急上昇し、代謝が活発になる。

午後 腎臓に作用して水分の再吸収を促し、血圧を一定に保つアルドステロンがピークを迎える。

夕食 午後6時前後から、体は分泌するホルモンをセロトニンからメラトニンに切り替え、眠りの準備を始める。夕食後（午後8時頃）には、眠りにつく準備として甲状腺刺激ホルモンの濃度が大幅に上昇し、成長と修復が促され、脳の活動が抑えられる。

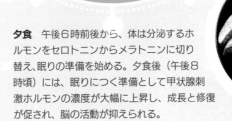

毎日、同じ時間に規則正しく食事をしていると、食事の時間が近づくたびに体が食事を待つようになることが分かるはずだ。毎日朝になると、外が暗かろうが明るくなっていようが、ホルモンは夜の間眠っていた体を目覚めさせ、活動を始める準備をさせる。このようなホルモンのリズムは、人間が効率的に生きていけるようにする（たとえば、体に食物が入ってきた時点で体の消化の準備ができているようにする）だけでなく、日照時間が短くなるといった環境の変化にも適応しやすくなる。だが、時差ぼけが起こる原因や、シフト勤務が大変な理由も、これらのリズムにある。

1日のリズム

　人間の体に備わっている時間を認識する仕組みは、概日リズムまたは体内時計と呼ばれ、毎日の活動と睡眠のパターンをつかさどっている。このような1日のリズムを持っているのは人間だけではない。植物、菌類、細菌類にも、おおよそ24時間のサイクルのリズムがあることが分かっている。

セロトニンとメラトニン　毎日のリズムの中心となっているのは、セロトニンとメラトニンの2種類の化学物質だ。セロトニンはホルモンと思われがちだが、実際は神経伝達物質だと考えられている（113ページ参照）。セロトニンのほとんど（90％前後）は腸の特殊に分化した細胞で作られ、残りは中枢神経系の特殊なニューロンで作られる。セロトニンには、毎朝、脳や体が目覚めるように準備を整える役割がある。夜になって暗くなると、体はセロトニンの分泌を抑え、メラトニンを増やすようになる。こうして、眠るための準備をするわけだ。

　セロトニンとメラトニンの切り替えをつかさどるのが、視交叉上核（SCN）と呼ばれる脳の視床下部のごく小さい領域で概日リズムを刻む体内時計だ。視神経が光を感知すると、ここに信号が送られて昼夜の

リズムパターンが決まる（102ページ参照）。

コルチゾール　ストレスホルモンとも呼ばれるコルチゾールは、朝一番に分泌される。このホルモンは、体が気持ちよく1日をスタートできるように代謝、血糖値、血圧など体のさまざまな働きを整える。コルチゾールは昼食時にも出るが、その後は下がり続け、翌朝に再び上昇する。ただしこれは、その間にストレスを感じる出来事が何も起こらなければの話だ。グレリンやレプチンなどのいわゆる空腹ホルモンは、体が食物に反応するたび、1日の間に何度も繰り返し放出される。

チロキシン　寝る直前、人間の体は甲状腺にチロキシンを分泌させる甲状腺刺激ホルモンを急激に放出する。これにより成長ホルモンが分泌され、成長と全身の細胞の修復が促される。さらに、脳の神経活動を抑えて、眠りに入りやすくする効果もある。

ティーンエイジャーは
セロトニンとメラトニンが
切り替わる時間帯が遅い。
若者に夜更かしの
傾向があるのは
そのせいかもしれない

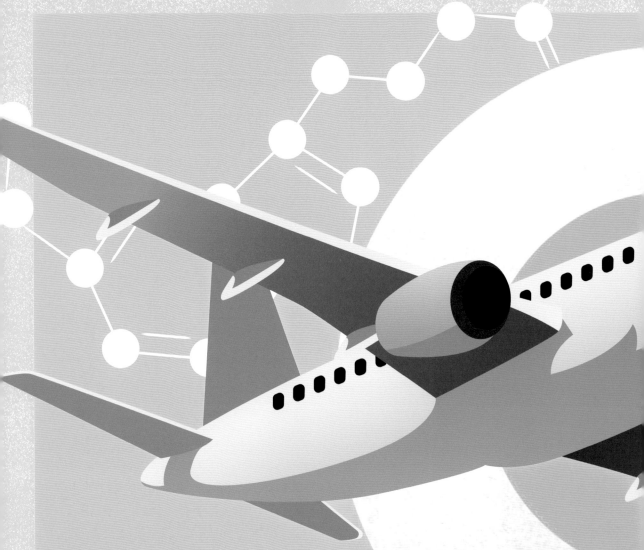

時差ぼけとシフト勤務

　今や飛行機で世界中を飛び回れるようになり、時差のある国へも短時間で行けるようになった。しかし、人間の体はそれほど早く適応できず、時差ぼけを起こすことになる。朝になると、体内では1日の始まりに備えるコルチゾールが分泌されるが、日光を浴びる時間を増やすだけで、時差ぼけを感じずにすむだろう。ただし、日照時間が短い冬だった場合、仕事に遅刻することになるかもしれない。数時間の時差がある場所にいきなり移動すると、体内時計に狂いが生じ、まだ寝ているはずの時間に体がコルチゾールを出すようになる。

　シフト勤務で働く人も、おなかがすく、疲れやすくなる、変な時間に目が覚めるといった時差ぼけに似た症状に悩まされることがある。たとえば、いつも夜の決まった時間帯に仕事をしていると、体がそのようなリズムに慣れて、午後の遅い時間にコルチゾールを分泌するようになる。しかし、勤務時間が一定ではなく、日勤や夜勤や準夜勤などのシフトを交互にこなす仕事では、体がリズムのパターンをなかなかつかめない。

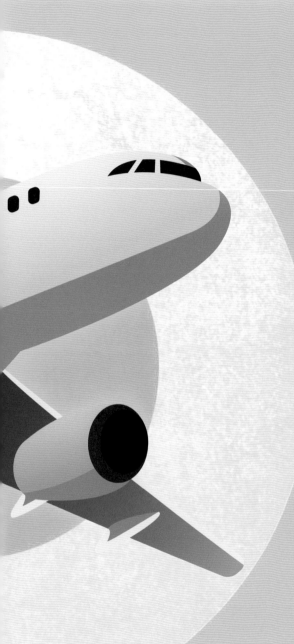

季節の変化

　ホルモンのリズムは1日のサイクルだけで決まるわけではなく、月ごとや季節ごとにも変化する。冬眠する動物とは違い、人間は季節のリズムに完全に振り回されることはないが、すっかり都会化した私たちの居住環境にも季節パターンのなごりは残っている。たとえば、現代の生活ではスーパーマーケットでいつでも買い物ができて、冬にはどこでも暖房が利いているにもかかわらず、子どもの体重は特に秋に増えることが多い。また、季節によって人間の概日リズムが揺らぐことはあまりないが、夜が長い冬の間はメラトニンが分泌される時間が長くなる人も少数ながらいるようだ。このような人々は、季節性感情障害（SAD）にもかかりやすいようだ。

コルチゾールの
サイクルが時差に
なじむまでには
5～10日ほどかかる

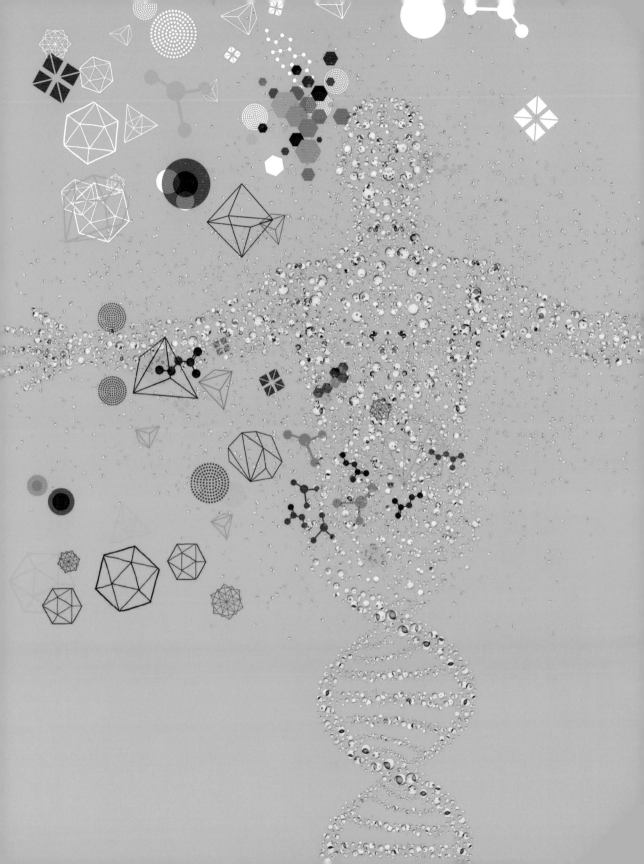

第2章

ホルモン入門

　ホルモンと聞いて、最初に思い浮かぶのはテストステロンやエストロゲンではないだろうか。しかし、人間の内分泌系には生殖周期をつかさどる性ホルモンだけでなく、もっとたくさんのホルモンが存在する。今この瞬間にも、私たちの体内では数十種類の化学伝達物質が、数多くの生理的過程に影響を及ぼしている。これらの働きがなければ、私たちの体はきしみを上げて止まってしまう。

　本章では、ホルモンがどのようにして私たちの体の機能と健康を保っているのかを説明し、主なホルモンの基本情報と役割を紹介する。ホルモンは、私たちの人生の営みのあらゆる面──成長、生殖、思考、食事、睡眠、老化、感情──に深く関わっている。また、ホルモンによって引き起こされる病気や不調、ホルモンバランスの重要性に関する研究が進み、シーソーのようなホルモンのバランスをよい状態に保つための生活習慣にも注目が集まっている。

生命維持に欠かせないホルモンの情報のいくつかは、
生命の設計図といわれるDNAに含まれる。

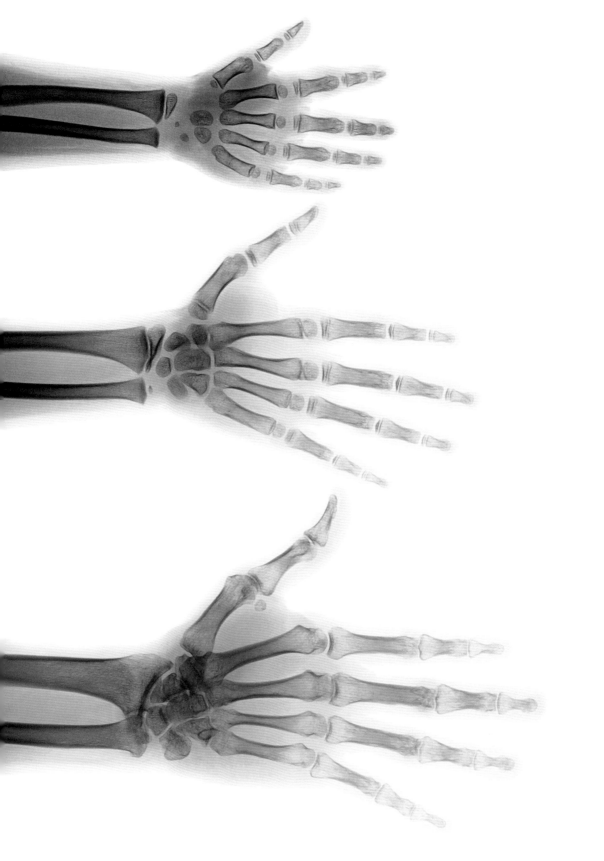

成 長

　内分泌系は、人間の体の成長をコントロールしている。そこには骨の形成や維持も含まれる。成長ホルモンが多過ぎても少な過ぎても、成長異常の原因になる。子ども時代の成長には、遺伝的影響と栄養状態とホルモンの効果が一体となって作用する。成人期には、成長ホルモンなどのホルモンが、必要不可欠な生体活動を調節する役割を担う。新たにホルモンと分類されたビタミンＤは、骨を健康に保つ効果があることで知られているが、ほかの部位にも影響を及ぼしていることが分かってきた。

42　成長と骨

45　ホルモンバランスによる影響

46　成長ホルモン（GH）

48　ビタミンＤ

50　健やかな毎日を送るために

成長と骨

人間の成長と、骨などの体の組織の入れ替わり（体の細胞の多くは7～10年ですっかり入れ替わる）をつかさどるのは、成長ホルモン、甲状腺ホルモンのチロキシン、カルシトニン、性ホルモンのテストステロンとエストロゲン、それにビタミンDなどのホルモンだ。

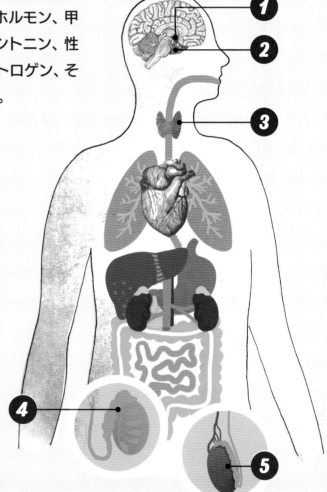

主なホルモンと産生部位

❶ **視床下部**
調節ホルモンの産生

❷ **下垂体前葉**
成長ホルモン（GH）

❸ **甲状腺**
チロキシン（T4）
カルシトニン（CT）

❹ **女性：卵巣**
エストロゲン

❺ **男性：精巣**
男性ホルモン
（特にテストステロン）

成長ホルモン

上のリストで特に注目すべきは成長ホルモン（GF）だ。ソマトトロピンとも呼ばれる成長ホルモンは、直接的・間接的なメカニズムにより、タンパク質の合成（細胞が特定のタンパク質を作るプロセス）を促進し、骨や筋肉の形成を促す。成長ホルモンの過剰や不足は、さまざまな成長異常の根本原因となりうる。

甲状腺ホルモン

　甲状腺ホルモンは、体内のあらゆる細胞に作用する。甲状腺ホルモンには代謝を上げる作用があるため、特に成長、免疫、生殖と関係がある。甲状腺ホルモンの一種であるチロキシン（T4）の発達促進効果は、20世紀の初めから知られていた。特に、チロキシンは胎児期と幼児期の成長に影響する。

性ホルモン

　更年期（89ページ参照）に入るとエストロゲンが減少するため、骨粗しょう症などにより骨がもろくなって骨折しやすくなる。このことから、骨の形成と丈夫な骨の維持に性ホルモンが重要な役割を果たしていることが分かる。テストステロンとエストロゲンは、どちらも思春期から成人するまでの期間に盛んに

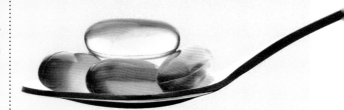

ビタミンDホルモンは、カプセルなどのサプリメントで手軽に摂取できる。

分泌され、そのおかげで手足の長骨が伸びる。成人身長に達すると、これらのホルモンは成長を続ける骨端（骨頭）と骨の残りの部分を融合させる。これは骨端閉鎖と呼ばれ、骨端が閉鎖されるとそれ以上身長は伸びなくなる。

ビタミンDの役割

　ビタミンDは、ほかのビタミンと同様、食品やサプリメントから摂取できるが、厳密にはホルモンに分類される。必ずしも食事で取らなければならない栄養素ではなく、日光を浴びると体内で作られるため、こちらのほうが効率がよい。ビタミンDはカルシトリオールとも呼ばれ（48ページ参照）、胃腸からカルシウムを吸収して血液中に送り込むために欠かせない。直接作用することもあれば、副甲状腺ホルモン（PTH）と一緒に作用することもある。

　1940年代から1950年代にかけて、英国の子どもたちは毎日スプーン1杯の肝油（タラやサメなどの肝臓から抽出した脂肪分）を与えられていた。味のほうはひどく評判が悪かったが、食料不足の折、無料の学校給食牛乳とともに子どもたちが丈夫な骨や歯を作るのに役立った。

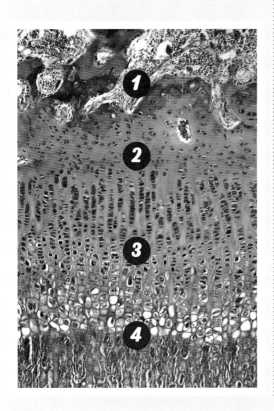

発達中の長骨の成長板、別名骨端板。
上から❶休止硝子軟骨、❷増殖域、❸
肥大化（肥大軟骨細胞）、❹石灰化と
骨化の4層になっている。

カルシウム調節ホルモン

骨の密度と強度を保つことは、一生を通じて最重要課題だ。骨の再構築（または骨代謝）は生涯続く再生過程であり、まずは骨吸収によって成長しきった古い骨組織が骨から取り除かれる。次に、骨化と呼ばれる過程により新しい骨組織が作られる。骨の再構築は、2つの要因で決まる。1つは血中カルシウム濃度を調節するホルモン。もう1つは、骨形成が特に必要とされている部位を決める、骨にかかる力だ。力がかかることが多い骨では、骨密度が上昇する。

細胞内の不可欠な生命活動の多くが、溶けた状態のカルシウムを必要としている。そのため、骨に強度を与える成分を供給するには、細胞内のカルシウム含量を良好なレベルに保たなければならない。血中のカルシウム濃度の変化は、重要な役割を担う2種類のホルモン——カルシトニンと副甲状腺ホルモン（PTH）のシーソー効果（拮抗作用）によって調節されている。カルシトニンは骨芽細胞に働きかけてカルシウムを骨に沈着させる。一方、副甲状腺ホルモンは血中のカルシウム濃度を適切に保つ作用がある。

甲状腺で作られるカルシトニンは、骨にカルシウムを沈着させる役割を果たす。

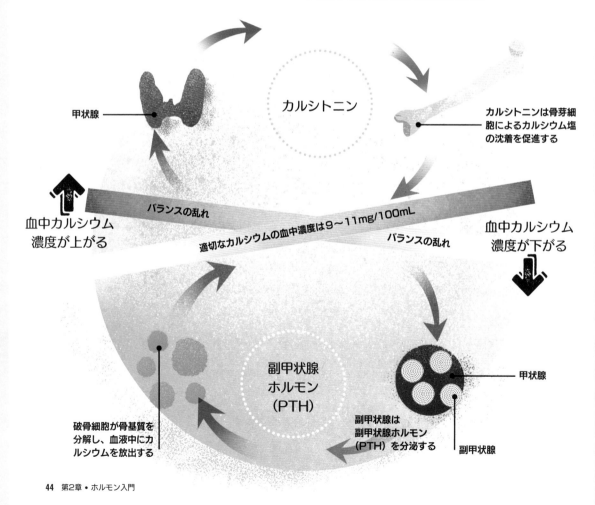

甲状腺

カルシトニン

カルシトニンは骨芽細胞によるカルシウム塩の沈着を促進する

バランスの乱れ

血中カルシウム濃度が上がる

適切なカルシウムの血中濃度は9〜11mg/100mL

バランスの乱れ

血中カルシウム濃度が下がる

副甲状腺ホルモン（PTH）

甲状腺

破骨細胞が骨基質を分解し、血液中にカルシウムを放出する

副甲状腺は副甲状腺ホルモン（PTH）を分泌する

副甲状腺

ホルモンバランスによる影響

多くのホルモンの分泌は、視床下部によって常に調節されている。ホルモンのバランスを保つことが重要だからだ。1つ以上のホルモンのバランスが崩れたときに何が起こるか、また、ある特定のホルモンがしばしばフィードバックループを通じて状況を立て直せることについて、いくつかの研究例を以下に紹介する。

若返りのもと？

筋肉が減る、体脂肪が増える、骨がもろくなる、皮膚が薄くなるなど、年は取りたくないと思う理由はたくさんあるが、これらは成長ホルモンが不足した成人にも起こることだ。1990年代の小規模な研究で、成長ホルモンが若返り（筋肉量が増え、体脂肪が減る）のもとである可能性が示されると、アンチエイジング業界はその研究結果に飛びつき、大々的に宣伝した。しかし、これは勇み足だった。成長ホルモンに代謝を高める効果はなく、代謝量は加齢とともに低下することが明らかになったのだ。

チロキシンが発育に与える影響

胎児発達の初期にチロキシン濃度が低いと、生まれた子どもは背が伸びにくく、脳の発達不全、代謝の低下など生涯にわたって続く影響も受ける。甲状腺関連の発達障害は、世界中でおよそ2000万人いると推定されている。

ロバート・ワドロー（1918～1940年）は、イリノイの巨人として知られた人物だ。下垂体からの成長ホルモンの過剰な分泌が続いて身長が伸び続けた。彼はわずか22歳でこの世を去ったが、そのときの身長は2m72cmだった。

骨が分泌する有能なホルモン

最近の研究により、骨そのものもホルモンを分泌することが分かってきた。オステオカルシンは骨にミネラルが取り込まれるようにする作用があるが、別の役目もある。オステオカルシンは、インスリンを分泌するように膵臓（すいぞう）を刺激することによってエネルギーレベルをコントロールしたり、体重を増減させたり、テストステロンを分泌するように精巣を刺激することによって生殖機能の働きを整えたりする。

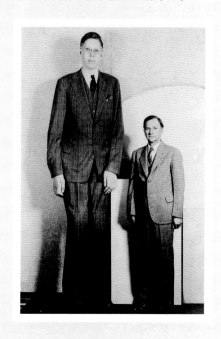

成長ホルモン（GH）

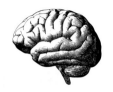

産生部位

　成長ホルモン（GH）は、下垂体前葉から血液中に放出される。

構造

　成長ホルモンは1本鎖のペプチドホルモンで、191個のアミノ酸が三次元構造に折りたたまれている。

作用

　成長ホルモンは、体のあちこちに作用して子どもの成長を促進する。成人においては、正常な骨格と代謝の維持を助ける。成長ホルモンは、血糖値をコントロールし糖尿病を予防するうえでも重要な役割を担っている。

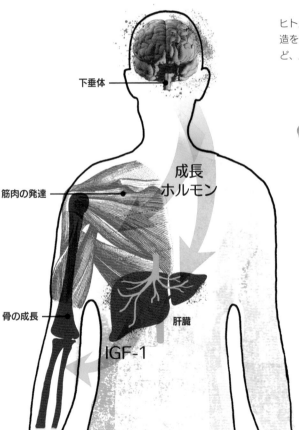

ヒト成長ホルモンの3Dモデル。複雑な構造をしていることが分かる。炭素や酸素など、原子の種類ごとに色を変えている。

成長ホルモンは、直接、あるいはIGF-1など肝臓などの組織で作られるインスリン様成長因子（IGF）を介して間接的に成長を促進する。IGFが細胞を刺激して血中から取り込むアミノ酸の量を増やし、タンパク質を合成させると、成長が促される。骨格をコントロールし維持する筋肉や軟骨の細胞は、IGFによる刺激を特に受けやすい。

合成・分泌

　成長ホルモンは1日中ずっと同じ量が分泌され続けるわけではなく、何度かに分けて放出され、ほとんどは夜の間に作られる。成長ホルモンの合成は、視床下部で作られる成長ホルモン放出ホルモン（GHRH）によって促進され、その放出は成長ホルモン抑制ホルモン（GHIH。ソマトスタチンとも呼ばれる）によって阻害される。成長ホルモンのホルモンレベルは睡眠、ストレス、運動、低血糖値により上昇する。また、思春期にも上昇する。

過剰になると…

成長ホルモンが多過ぎて成長が止まらなくなることはまれだが、このような状態を巨人症と呼ぶ。成人では、長期にわたって過剰に成長ホルモンが分泌されると、臓器の肥大、顔の変形、糖尿病、心臓病などの症状を伴う先端巨大症という病気を引き起こす。

不足すると…

子どものときに成長ホルモンが不足すると成長が遅れるが、これは成長ホルモンの投与により治療できる。成長ホルモンは種による違いが大きいため、動物から抽出したものは使えない。1980年代までは死者の脳から抽出していたが、脳変性疾患のクロイツフェルト・ヤコブ病（CJD）患者から抽出した成長ホルモン製剤を投与され、この病気を発症するケースが世界中で相次いだ。現在製造されている成長ホルモンは、人工タンパク質だ。

成長ホルモンの
相対的な分泌量

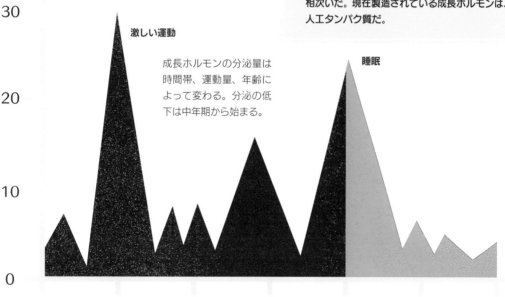

激しい運動

成長ホルモンの分泌量は時間帯、運動量、年齢によって変わる。分泌の低下は中年期から始まる。

睡眠

時間（24時間）

ビタミンD

産生部位

　体内で消費されるビタミンDのうち、脂肪分が多く含まれる魚（マグロ、イワシ、サケ）、レバー、卵の黄身などの食品から摂取している割合はおよそ10%にすぎない。ビタミンDのほとんどは、日光を浴びることにより皮膚で作られ、肝臓や腎臓で活性型ホルモンのカルシトリオールに変わる。強い化学結合を切断するために複雑な処理が行われるが、そのためには強いエネルギーを持った紫外線が必要になる。

構造

　ステロイドホルモンに分類されるビタミンDは、アルドステロン、コルチゾール、エストラジオール（エストロゲンの一種）などの典型的なステロイドホルモンと似た分子構造を持つ。

作用

　ビタミンDは、小腸からカルシウムを吸収して血液中に取り入れるために欠かせない。さらに、骨の細胞の活動に影響を与えるなど、子どもでも大人でも新しい骨の形成のために重要な役割を担っている。

　ビタミンDは体の免疫反応にとっても重要であることが分かってきた。抗体産生B細胞などの重要な免疫細胞では、ビタミンDの受容体が見つかっている。ビタミンDには、これらの細胞が関与する免疫反応を調節する作用がある。現在では、食事でビタミンDを補うと、骨によいだけでなく、さまざまな形で健康増進に役立つと考えられている。

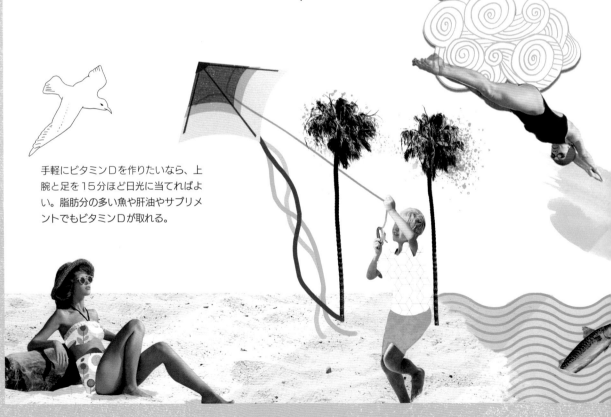

手軽にビタミンDを作りたいなら、上腕と足を15分ほど日光に当てればよい。脂肪分の多い魚や肝油やサプリメントでもビタミンDが取れる。

合成・分泌

　ビタミンDは、日光に含まれる紫外線B波（UVB）に当たると皮膚で合成される（そのあとに腎臓と肝臓で処理される）ため、ビタミンDの合成は緯度や季節、日焼け止めの使用、肌の色などに左右される。

　血中カルシウム濃度が低下すると、副甲状腺が副甲状腺ホルモン（PTH）を分泌し、活性ビタミンDを作り出す酵素の働きを活発にする。その後はフィードバックループ（28ページ参照）が機能して、副甲状腺ホルモンの放出が止まる。ビタミンDの産生は、カルシウム、リン酸、あるいは活性ビタミンDのカルシトリオールなどによって直接調節されることもある。

皮膚の色素沈着が多いと、ビタミンDの産生が低下する。つまり、肌の色が濃いことは、ビタミンD欠乏症のリスク因子になる。北方で暮らす肌の色が濃い人は、医師と相談しながら、ビタミンDのサプリメントを飲むことを検討してもいいだろう。

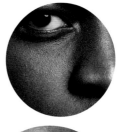
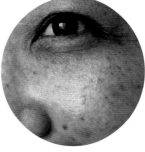
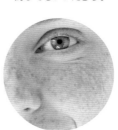

🎯 過剰になると…

ビタミンDが過剰になることは極めてまれだが、血中カルシウム濃度が上昇して高カルシウム血症になる場合がある。高カルシウム血症の症状には、吐き気や嘔吐、筋力低下、倦怠感、骨の痛み、見当識障害、錯乱などがある。

🎯 不足すると…

ビタミンDが大幅に不足すると、骨の成長に必要な血中カルシウム濃度を適切に保てなくなる。結果として、子どもではくる病（骨が弱く、やわらかくなる病気）、大人では骨軟化症を引き起こす。軽度のビタミンD欠乏症は珍しくなく、日本人の約8割がビタミンD不足だといわれている。軽度のビタミンD欠乏症の症状としては、筋肉や骨の痛み、倦怠感、傷の治りが悪い、脱毛、睡眠障害などが挙げられる。ビタミンDはI型糖尿病、特定のがん、多発性硬化症、うつ、心臓病などをはじめとする病気の免疫反応に関わっていることが明らかになってきており、日照量が少ない国ではビタミンのサプリメントが推奨されることも増えている。

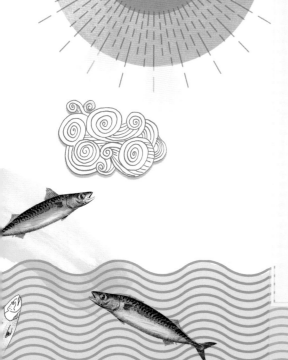

健やかな毎日を送るために

体調が優れないとき、原因がホルモン異常かどうかを調べるために、ビタミンD、チロキシン、成長ホルモンなどの主要なホルモンの血中濃度を測定するかもしれない。成長や骨の健康をつかさどるホルモンについては、これから説明することを頭に入れておいてほしい。

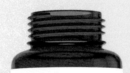 成長ホルモンのサプリメント

成長ホルモン配合をうたう飲むタイプのサプリメントに、お金を払って買うほどの価値はない。目的が運動能力を高めることや、アンチエイジングだとしても、このようなサプリメントには有害な作用がある場合もあるからだ（176ページ参照）。運動能力を高めたいと思ってサプリメントを飲む人々もいるが、成長ホルモンの摂取は世界アンチ・ドーピング機構や国際オリンピック委員会により禁止されている。成長ホルモンのドーピング検査は非常に精度が高く、アスリートが検査員の目をごまかすことはできない。ただし、医師の管理下であれば、一定の使用は認められている。

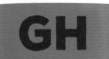 運動

運動は成長ホルモンの分泌を促し、減量にも効果があるかもしれない。負荷の高いトレーニングは、成長ホルモンを上昇させるのにもってこいの方法だ。それによって脂肪の代謝も促進される。

運動をすると、ほかにもよいことがある。年を取るにつれ、特にエストロゲンの保護作用が低下する女性は骨がもろくなり、骨折しやすくなる。ジョギング、テニス、体重の負荷がかかる運動などで骨に力がかかると、新しい骨の細胞の形成が促進される。

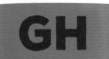 睡眠

成長ホルモンの多く（75%前後）は夜の間に作られる。最近の研究では、成長ホルモン不足の子どもは睡眠時間がかなり短く、睡眠の質も悪いことが示されている。成長ホルモンと睡眠の関係は、完全には解明されていない。しかし、子どもが十分に睡眠を取れているほど、しっかりと身長が伸びて、健康的な生活を謳歌できる可能性が高くなる。

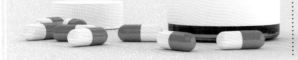

成長異常や特定の病気には成長ホルモンのサプリメントが処方されることがあるが、運動能力を高める効果はない。

🧨 糖分の多い食生活

高血糖は成長ホルモンの分泌を妨げる。特に寝る前は、糖分の多い食品を避け、夜間の成長ホルモンの分泌が妨げられないようにすることが大切だ。

🖤 太陽光とビタミンD

自然な形で最も効率的にビタミンDを取る方法は、太陽の光を体に浴びることだ。公衆衛生の観点から見れば、皮膚がんの予防も大切だが、オーストラリアなどの日差しの強い地域でも、むしろビタミンD不足のほうが問題になっている。25歳未満のオーストラリア人のうち、最大で3分の1ほどがビタミンD不足に陥っている可能性があると考えられている。しかし、肌の色や時間帯、緯度、季節によっては日焼けのリスクが上昇する。

夏季なら週に数回、午前10時から午後2時の間に10〜15分ほど日焼け止めを塗らずに太陽光を浴びれば、ビタミンD不足にならず、皮膚がんのリスクも低い状態を保てると考えられる。短パンとTシャツのように皮膚の3分の1程度が露出するような服装なら、完璧だ。

🖤 海塩

通常、塩を食事に加えるのは健康によくないと思われているが、甲状腺の機能が低下している場合は例外だ。ヨウ素は甲状腺ホルモンの主原料だが、多過ぎても不足しても害をもたらす。米国の病理学者デービッド・マリンは、検視をしているときに、ヨウ素が豊富に含まれる海水から作られた塩（海塩）を摂取していた人は、甲状腺疾患、成長異常や発達異常を発症して

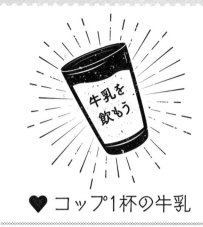

🖤 コップ1杯の牛乳

毎日コップ1杯の牛乳を飲めば、医者いらずで過ごせるかもしれない。牛乳には、（チロキシンの分泌を助ける）ヨウ素がたっぷり含まれるだけでなく、骨の形成と再構築を支える主成分のカルシウムも豊富。牛乳以外の乳製品、ホウレンソウやコマツナ、ミズナなど緑の葉野菜、豆腐などの大豆製品にも、カルシウムが豊富に含まれている。また、ビタミンDを意識することも重要だ。カルシウムの吸収には、十分なビタミンDが欠かせない。

いる可能性が低いことに気づいた。甲状腺機能低下症は世界的に大きな問題となっているが、日本人はコンブなどの海藻を食べる習慣があるため、ヨウ素不足になることはほとんどない。妊娠中の女性はおなかの赤ちゃんの成長を助けるために普段より50%多くヨウ素が必要になるため、意識してヨウ素を取るよう推奨されている。

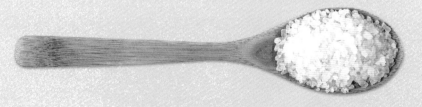

ヨウ素不足は、甲状腺に関連する成長・発達異常を引き起こす可能性がある。ヨウ素はさまざまな食品に含まれる（140ページ参照）。

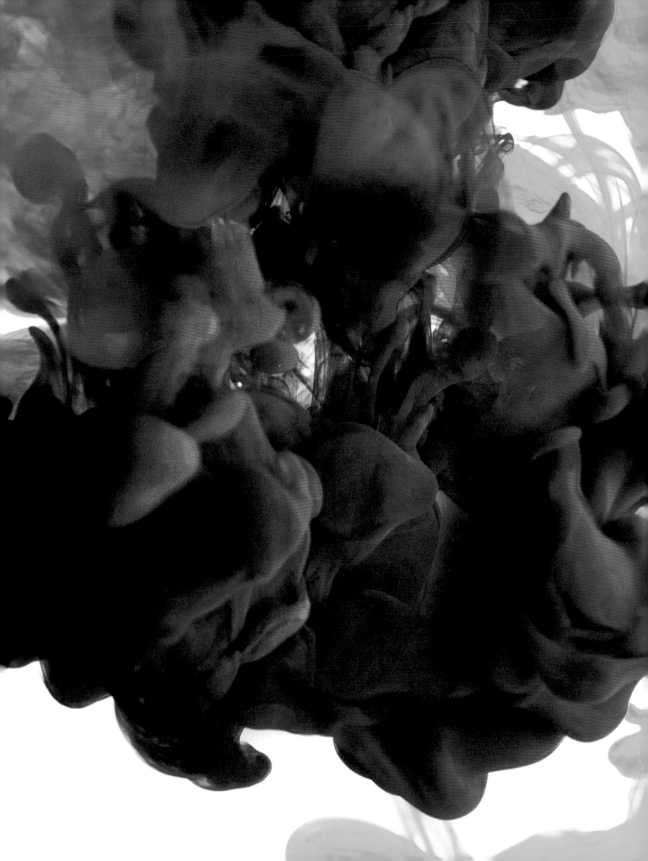

体液と
ホルモンの関係

　血液と水分は、人間が生きていくために欠かせない液体だ。心血管系といえば血圧を連想させるが、その血圧の調節にもホルモンが重要な役割を果たしている。ホルモンは血液と水分の相互作用を助け、体内の水分バランスやそのバランスが血圧に与える影響をコントロールする。

54　体液のコントロール

56　バソプレシン

58　血圧の管理

59　ホルモンバランスによる影響

60　健やかな毎日を送るために

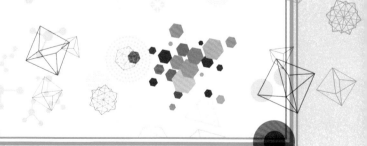

体液のコントロール

いくつかのホルモンは、血圧を一定に保ち、体内の器官に血液を運び、スムーズに循環させるうえで重要な役割を果たしている。さらに、腎臓の活躍と、ホルモンの相互作用により、血液中の塩分やミネラルの濃度が適正に保たれ、体内の水分バランスが整う。そのおかげで、私たちの体はみずみずしさを保っているのだ。

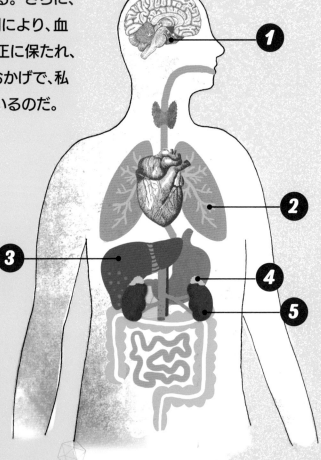

主なホルモンと産生部位

❶ 下垂体
バソプレシン（抗利尿ホルモン、ADH）

❷ 肺
アンジオテンシン変換酵素（ACE）

❸ 肝臓
アンジオテンシンII

❹ 副腎
アルドステロン

❺ 腎臓
レニン

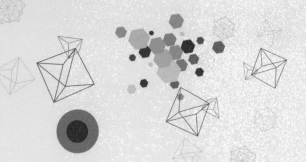

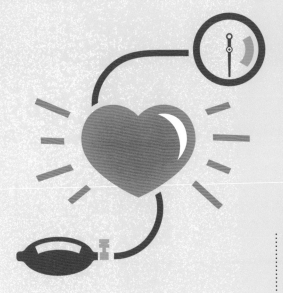

血圧は、上が120mmHg、下が80mmHgというように、2つの値が測定される。「上」は心臓が収縮して体に血液を送り出そうとするときの収縮期血圧（最高血圧）を表し、「下」は心拍の合間に心臓が弛緩する拡張期血圧（最低血圧）を表している。

血液と血圧

血液は体内を循環し、1つ1つの細胞に必要な物質（栄養素や酸素など）を届けている。

血圧を調節するホルモン（58ページ参照）は、血液の量や塩分濃度をコントロールするホルモンと密接な関わりがある。特に重要な役割を担うのが、アンジオテンシン、アルドステロン、バソプレシン（ADH）の3つだ。これらのホルモンは、体内のいくつもの部位で作られる。これは、一連のホルモンが相互作用していくつもの役割を果たす典型的な例でもある。

水分のバランス

脱水や水中毒（低ナトリウム血症）を予防するには、水分バランスを適切に保つことが重要だ。人間の体ではあらゆる細胞、器官、組織で、体温や生体活動を維持するために水が使われている。また、血液の成分である血漿にも水が含まれる。血液の55%を占める血漿は、92%が水分だ。

腎臓

腎臓は、体液の管理に重要な役割を果たしている。主に老廃物や過剰な水分を（尿として）体外に排出する作用が知られているが、血液中の水分や塩分、ミネラル（カルシウム、カリウムなど）のバランスを保つ役割もある。さらに腎臓には化学工場のような働きもあり、ほかの器官に作用するいくつものホルモンを作っている。その1つであるレニンは血圧の調節を助けるホルモンだ。

高血圧は、特に腎臓病患者に多い疾患だ。高血圧が原因で腎臓病になることもあるし、その逆のケースもある。両者に重要な因果関係があることは間違いないが、どちらが原因だったかを突き止めるのは難しいこともある。

血液と水分

バソプレシンやアルドステロンなど血圧のコントロールに関わるホルモンは、腎臓に働きかけて血液中の水分量を適切に保つ作用がある。脱水症を起こすと血圧が低下する恐れがあるため、体内の水分を適切に保つことには重要な意味がある。バソプレシンは、腎臓での水分の再吸収を促進し、血液中に水分を戻して適切な水分バランスを維持する。アルドステロンは、血液中の水分と、ナトリウムやカリウムなどのミネラルの再吸収を促す。

バソプレシン

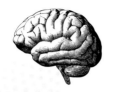

産生部位

バソプレシンは視床下部で作られ、脳の下垂体によって血液中に分泌される。

構造がよく似たオキシトシンと同じように、バソプレシンも下垂体後葉に蓄えられる。このホルモンの貯蔵庫は、神経系から信号を受けたときにだけ、バソプレシンを放出する。

構造

バソプレシンはペプチドホルモン（16ページ参照）に分類される。

作用

バソプレシンは、心臓や肝臓をはじめとする体内でさまざまな効果を発揮する。また、ストレス（112ページ参照）や痛みに対する脳の反応を調節する作用もある。

バソプレシンの主な役割の1つに、毛細血管を収縮させる作用がある。これは、血液が循環する空間が縮小され、下がり過ぎた血圧を上昇させる効果がある。

また、尿量を減らす作用もあることから、抗利尿ホルモン（ADH）と呼ばれることも多い。

バソプレシンは、ストレスを感じたときやけがをしたときに血液の量が保たれるようにするため、のどの渇き、吐き気、嘔吐、あるいは痛みを感じたときなどにも放出される。

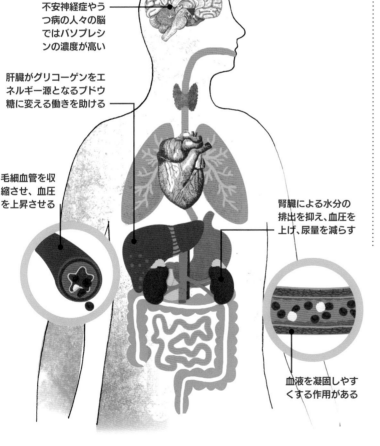

不安神経症やうつ病の人々の脳ではバソプレシンの濃度が高い

肝臓がグリコーゲンをエネルギー源となるブドウ糖に変える働きを助ける

毛細血管を収縮させ、血圧を上昇させる

腎臓による水分の排出を抑え、血圧を上げ、尿量を減らす

血液を凝固しやすくする作用がある

ほかの多くのホルモンと同じく、バソプレシンにはいくつもの作用がある。脳での濃度が高いことは不安や抑うつと関係するといわれるが、一方で、バソプレシンには循環器や腎臓や肝臓のさまざまな働きを高める作用もある。

年齢は高血圧に大きく
影響する要因の1つであり、
75歳以上の半数以上が
高血圧に悩まされている。
加齢や運動不足に伴う
体重増加とも関係あるが、
年を取ると血管の弾力が
失われることも
理由の1つだ

 ## 過剰になると…

バソプレシンが過剰になると、腎臓が（尿の量を減らして）体内に水分を余分に貯め込むようになる。その結果、血液が薄まり塩分濃度も低下する。抗利尿ホルモン分泌異常症候群は、入院が必要になった水中毒患者に最も多い原因疾患となっている。これは、肺や下垂体の疾患を含めたさまざまな病気や、薬の副作用が原因となって起こる。

 ## 不足すると…

バソプレシンが不足すると、腎臓が尿を作り過ぎて多尿になり、脱水を起こしたり、血圧低下を招いたりすることもある。糖尿病と症状が似ている病気で、尿崩症と呼ばれる珍しい疾患がある。尿崩症は血糖値とは関係ないが、尿量が増えるなど、いくつかの症状が糖尿病と共通している。尿崩症は、（下垂体や視床下部の腫瘍や炎症などが原因で）バソプレシンの分泌が大幅に不足している場合、またはバソプレシンに対する腎臓の感受性が低下している場合に発症する。

合成・分泌

下垂体からのバソプレシンの放出は、さまざまな要因によってコントロールされている。たとえば、心臓や血管の受容体が血液量の減少や血圧の低下を検出すると、バソプレシンが放出される。血液中の塩分濃度が上昇し、脱水を起こしていることを視床下部の特殊な神経細胞が検出したときも、このホルモンが分泌される。いずれの場合も、下垂体にバソプレシンの分泌を促す信号が送られる。

脳内のホルモン産生を
主に担う器官、下垂体
の顕微鏡断面図。

血圧の管理

血圧を年齢に適した数値に保つことは重要だ。高過ぎれば心臓に
負担がかかり、アテローム性動脈硬化、脳卒中、腎臓病、心臓病
を招く恐れがある。一方、低過ぎれば、脳に十分な血流が届かず、
めまいを感じたり、意識を失ったりすることもある。

ホルモンの作用

　血液の量や血圧、血中塩分濃度、血中カリウム濃度
のバランスを保つために、いくつものホルモンが互い
に連携しながら作用している。

　血液の量が減少したり、血中ナトリウム濃度が低く
なったりして血圧が低下すると、腎臓の細胞はレニン
❶と呼ばれるホルモンを血液中に分泌する❷。レニン
は、肺の毛細血管で作られるアンジオテンシン変換酵
素（ACE）❸に働きかけて、アンジオテンシンIに作
用する。それにより、活性型ホルモンのアンジオテン

シンII❹が作られる。

　アンジオテンシンIIは2通りのやり方で血圧を上昇
させる。1つ目は、毛細血管を収縮させて血液が占め
る空間を縮小し、血管壁にかかる圧力を高める。2つ
目は、副腎を刺激して血液の量を増やすホルモンのア
ルドステロン❺と、バソプレシンを作る。アンジオテ
ンシンIIと同じく、バソプレシンも血管を収縮させる
作用がある。

　血圧が上昇すると、ネガティブフィードバック機構
が作動して、レニンの産生にブレーキがかかる。

血圧は、さまざまなホルモンの相互作
用によってコントロールされている。こ
れらのホルモンは、血液中のナトリウム
やカリウムの濃度も調節している。

血圧は、血液の量、
循環できる空間の広さ
（毛細血管、静脈、動脈）、
心臓の収縮・拡張に
伴って加わる力に
よって変動する。

血圧が
上昇する

塩分の排出を抑える

4 アンジオテンシンII

3 アンジオテンシン
変換酵素（ACE）

アンジオテンシンI

5 アルドステロン

血液の循環

2

1 レニン

血圧が
低下する

ホルモンバランスによる影響

バランスが乱れたホルモンがあると、体の機能はどうしても影響を受ける。しかし、たいていはフィードバックループによってホルモンバランスの乱れは解消される。

失神

　血圧が低下して、脳に送られる血液が足りなくなると、意識を失うことがある。多くの場合、血流が減少すると体がすぐにバソプレシンを分泌するが、違和感を覚えたり、汗が出たり、めまいを感じることもある。

水も毒になる

　体の水分量が低下すると、バソプレシンの濃度が上昇し、尿として排出される水分量が減る。逆に、血液中の水分量が過剰になると、フィードバックループによってバソプレシンの放出が抑えられるため、尿として排出される水分が増えて血液の量が正常に戻る。しかし、このフィードバック機構が働かなくなった場合、極めて深刻な事態を招くことがある。

　エクスタシーと呼ばれる薬物の使用者は、長時間踊り続けることができるため脱水症を起こし、症状を和らげるために大量の水やジュースを飲むことがある。この一連の行為にはリスクがある。エクスタシーの副作用の1つに、バソプレシンの分泌促進がある。そのため、血液が非常に薄くなり、やがては脳に水分が過剰にたまってむくみ、昏睡状態に陥る恐れもある。

アルドステロンのバランスの乱れ

　副腎の腫瘍はたいていが良性だが、アルドステロンが過剰に分泌される原因になることがある。アルドステロンの過剰分泌が起こると、高血圧や血中カリウム濃度の低下などの症状が現れる。まれにアジソン病などが原因でアルドステロンの値が極端に低くなると、血圧低下と血中カリウム濃度の上昇が起こる。

バソプレシンのフィードバックループは血液中に含まれる水分の量をコントロールする。水分量が減少すると、バソプレシンの濃度が上昇し、腎臓が（水分の排出を抑えるために）尿量を減らす❶。水分量が正常に戻ると、フィードバックループがバソプレシンの分泌を抑える❷。

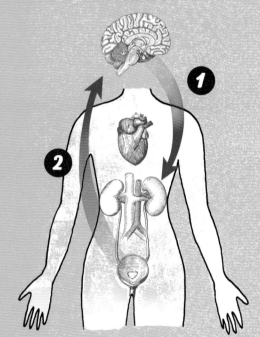

低血圧

　高血圧の治療に使われる薬の主成分には、アンジオテンシンⅡの作用を阻害する成分が使われている。2017年の研究により、逆に命に関わるほど重症の低血圧患者は、アンジオテンシンⅡを投与して治療できることが示された。

健やかな毎日を送るために

体調が優れないとき、原因がホルモン異常かどうかを調べるために、バソプレシンやアルドステロンなど鍵となるホルモンの血中濃度を測定するかもしれない。血圧や体内の水分量を調節するホルモンについては、警戒すべきサインがある。

💣 二日酔いとバソプレシン

　飲酒はバソプレシンの分泌を妨げる。バソプレシンが分泌されなければ、水分は腎臓からまっすぐ膀胱に送られ、トイレに通う回数が増えることになる。ビールを小ジョッキ1杯、または大きめのグラス（250mL）でワインを1杯飲むだけで、1L前後の水分が尿として排出される。二日酔いで頭痛が起こることが多いのは、このようなアルコールの利尿作用により、不足した水分を体の各器官が補おうとした結果、脳の水分が奪われるからだ。

　そこで、アルコールを水やソフトドリンクに代えることをおすすめする。そうすれば、バソプレシンをはじめとするホルモンに対するアルコールの影響を抑え、脱水症を起こしにくくなる。

♥ おねしょの薬

　バソプレシンの分泌は、夜に活発になる。夜間に作られる尿の量を抑え、トイレへ行くため起きる回数を減らすためだ。だが、幼い子どもや高齢者では、バソプレシンが作られる昼夜のサイクルが狂うことがあり、夜尿症やおねしょの原因になる。人工的に合成されたバソプレシンはデスモプレシンと呼ばれ、経口薬として処方されている。薬の服用と寝る前の水分摂取を控えることで、本人も親や介護者も夜のトイレを気にすることなく、ぐっすりと眠れるようになる。

アルコールはバソプレシンの分泌を抑える効果もあるため、脱水症を起こしやすくなるが、水を飲むことで解消される。

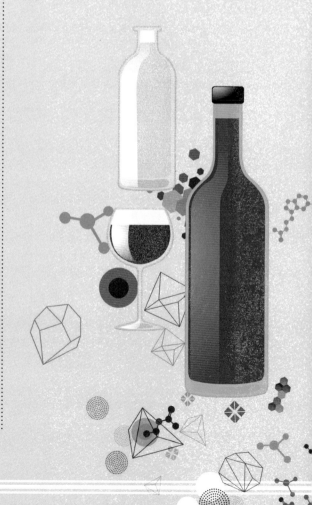

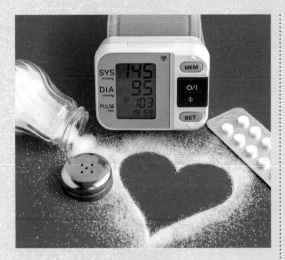

定期的な血圧測定は、生活習慣の改善や
降圧剤で血圧が下がっているかどうか
をチェックするために役立つ。

🎇 塩分とアルドステロンと高血圧

　高血圧はよくある病気で、日本では成
人女性の約25%、成人男性の約30%
が高血圧といわれている。ほとんどの
患者にこれといった決定的な原因は見
当たらないが、年齢、食生活の乱れ、喫
煙、大量飲酒、運動不足などの生活習
慣や、腎臓病、ストレス、肥満、家族
歴なども影響する。

　また、塩分摂取量が多いと高血圧になりやすいこと
も昔から知られてきた。現在では、太り気味などでア
ルドステロンの分泌量が多い患者は、特に塩分の影響
を受けやすい可能性があるといわれている。アルドス
テロン濃度が高いと、高血圧だけでなく、低カリウム
血症も起こしやすくなる。

　ホルモンの状態に関係なく、高血圧の患者は食事の
塩分を控えるようにすすめられることが多い。最近の
研究では、塩分を控えると、高濃度のアルドステロン
とナトリウムの相互作用による重度の疾患（心臓など
の臓器不全を含む）を最小限に抑えられる可能性が指
摘されている。

💜 高血圧の治療

　高血圧の治療では、降圧剤の投与が一般的だ。血圧
を下げる薬にはいくつかの種類がある。一部の薬では
副作用として空咳、めまい、頭痛などが起こるこ
とがある。

　アンジオテンシンIIの産生を抑えるア
ンジオテンシン変換酵素（ACE）阻害薬
は、特に処方されることが多い治療薬
だ。それ以外にも、アンジオテンシン
IIと受容体の結合をブロックすること
で毛細血管の収縮を防ぎ、血圧を下げ
る薬もある。

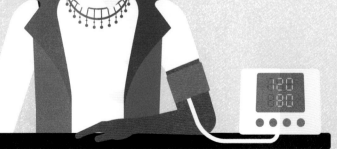

性の発達

　性ホルモンは、性の発達と性的活動をつかさどる。体内の性ホルモンの量は一生を通して変化し続けるが、最初にその影響がはっきり表れるのは、思春期の少年少女に見られる体や行動の変化だ。性ホルモンは、長期間にわたって大きな変化をもたらすが、現代科学の力を借りれば人為的にコントロールして体の状態を改善することもできる。

64　性ホルモンとその影響

65　思春期とホルモン

66　女性の思春期

68　エストロゲン

70　男性の思春期

72　テストステロン

74　性別とホルモン

75　健やかな毎日を送るために

性ホルモンとその影響

エストロゲンは女性ホルモン、テストステロンは男性ホルモンと呼ばれることが多いが、これは誤解を招く呼び方だ。エストロゲンが卵巣だけで作られ、テストステロンが精巣だけで作られるというわけではなく、男女ともに生殖器ではどちらのホルモンも作られている。エストロゲンとテストステロンの化学組成や、量や、分泌されるタイミングや、作用は異なるが、中にはほとんど変わらない部分もある。

エストロゲンとテストステロン

あらゆるステロイドホルモンと同じく、性ホルモンの原料はステロールの一種であるコレステロールだ。原料は同じでも、複雑な一連の化学変化を経るうちに、木の枝のように過程が枝分かれして、最後にはエストロゲンとテストステロンという別のホルモンが出来上がる。エストロゲンとテストステロンは構造こそ似ているが、体内での濃度は大きく異な

主なホルモンと産生部位

- ❶ **下垂体**
  黄体形成ホルモン（LH）
  卵胞刺激ホルモン（FSH）
- ❷ **女性：卵巣**
  エストロゲン
  プロゲステロン
- ❸ **男性：精巣**
  男性ホルモン（特にテストステロン）

る。男女の違いだけでなく、人生のどの段階にいるかによっても分泌される量が変わってくるのだ。特に女性では思春期から成人期にかけて性ホルモンの活動が徐々に活発になり、閉経後は低下する。

思春期とホルモン

性の発達は、遺伝子とホルモンに左右される。性別にかかわらず、性ホルモンを含むホルモン全般の産生は、胎児としておなかの中にいる頃から始まる。誕生後も、分泌量は変化しながらも、生涯にわたってホルモンは作られ続ける。

性的特徴の初期発生を担うのは、遺伝子（男の子は染色体がXY、女の子はXX）だ。思春期前は、男の子も女の子も、あらゆる性ホルモンの濃度が低い状態だが、思春期に入るとこのような状況は大きく変化し、性ホルモンの分泌が一気に増えて、見た目や行動にはっきりとした変化が表れる。

思春期になると、性ホルモンが増えて
第二次性徴が現れ、体の変化が始まる。

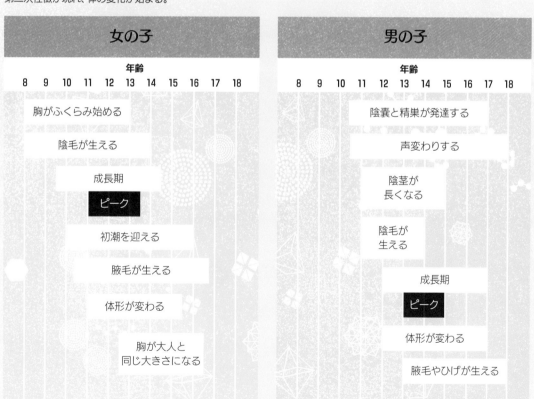

女の子

年齢

| 8 | 9 | 10 | 11 | 12 | 13 | 14 | 15 | 16 | 17 | 18 |

- 胸がふくらみ始める
- 陰毛が生える
- 成長期
- ピーク
- 初潮を迎える
- 腋毛が生える
- 体形が変わる
- 胸が大人と同じ大きさになる

男の子

年齢

| 8 | 9 | 10 | 11 | 12 | 13 | 14 | 15 | 16 | 17 | 18 |

- 陰嚢と精巣が発達する
- 声変わりする
- 陰茎が長くなる
- 陰毛が生える
- 成長期
- ピーク
- 体形が変わる
- 腋毛やひげが生える

女性の思春期

女性の思春期は、たいてい8歳から13歳の間に始まる。女の子の思春期の訪れは男の子より早く、変化はゆっくりだが、成長ホルモンと性ホルモンが同時に働くことで、大人になるための「成長期」がやってくる。

　最も重要な女性の性ホルモンは、卵巣から分泌されるエストロゲン（68ページ参照）とプロゲステロン（82ページ参照）だ。これらは、胎児期に（第一次性徴の）女性生殖器を発達させ、思春期の第二次性徴の発達をコントロールする。

月経周期

　女の子は思春期になると、平均13歳前後で毎月の排卵と月経が始まる。思春期を過ぎた男性はいつでも精子を作れるが、女性が卵子を作る過程にはいくらか制約がある。女の子は、一生分の卵子のもとになる未熟な卵を卵巣の中に持った状態で生まれてくる。卵巣からこれらの卵子の放出が始まると、初潮が来る。毎月のように1個、場合によっては2個の卵が成熟し、受精や妊娠が可能になった状態で排卵される。

　この卵の成熟や排卵と受精卵を迎えるための子宮の準備のサイクルは、妊娠や経口避妊薬による中断が入るとき以外は、閉経するまで続く。このサイクルをコントロールするのは、下垂体ホルモンの卵胞刺激ホルモン（FSH）と黄体形成ホルモン（LH）、それに卵巣ホルモンのエストロゲンとプロゲステロンだ。卵胞刺激ホルモンと黄体形成ホルモンは排卵を促し、卵巣にエストロゲンとプロゲステロンを作るよう指示を出す。つまり、これらの主要なホルモンの量は、女性の1カ月のサイクルの時期によって変わるわけだ。（サイクルが始まったばかりの）プロゲステロンの量が少ない時期は、卵胞刺激ホルモンが卵巣内の卵胞に含まれる卵（正確には卵母細胞）の成熟を促す。このホルモンは、前回の月経で子宮内膜がはがれ落ちた子宮の

女性の体内に入った精子の生存期間は最長5日前後のため、妊娠可能な期間は排卵の5日前から排卵日（月経周期によって変わるが、たいていは前回の月経が終わってから14日目前後）までの間ということになる。

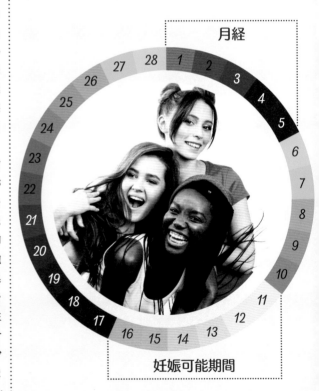

月経

妊娠可能期間

壁を修復するエストロゲンの分泌を促し、排卵を起こす黄体形成ホルモンを大幅に上昇させる。排卵検査薬はこのような黄体形成ホルモンの上昇をチェックして、排卵日を調べる。

卵子が排出されたあとの卵胞は、黄体（プロゲステロンを作るホルモン分泌構造）に変わる。プロゲステロンには子宮内膜を厚くし、月経を止める作用がある。妊娠すると（83ページ参照）、プロゲステロン濃度が高い状態が続き、卵胞刺激ホルモンと黄体形成ホルモンの分泌が抑制されるため排卵が抑えられる。

月経のサイクルはネガティブフィードバックループの一例だ。受精卵が子宮に着床しなければ、プロゲステロン濃度が低下し、月に1回の周期で子宮内膜がはがれ落ちる。

経口避妊薬

1933年、米国の化学者たちが妊娠中の女性の尿からエストロゲンの一種であるエストラジオールを取り出すことに成功した。その後、エストラジオール様の人工ホルモンを安価に合成できるようになり、1960年に最初の人工経口避妊薬が開発された。現在、最も広く使われているのは、エストロゲンとプロゲステロンの両方が含まれるタイプだ。「ピル」という名で呼ばれることも多い経口避妊薬は、排卵を抑えて妊娠しないようにする。ピルの登場は、性に対する考え方を大きく変化させ、主に欧米では、1960年代は社会大変革の時代だといわれるようになった。血栓や子宮頸がんなどの重大な副作用のリスクはごくわずかだが、情緒が不安定になる、胸が張るなどの軽い副作用が見られることは珍しくない。

ホルモンの量は、月経周期に合わせて上下する。女性にはそれぞれのパターンがあり、必ずしも周期がぴったり28日とは限らない。

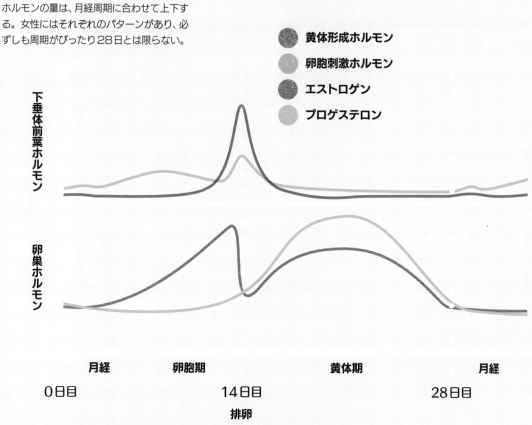

黄体形成ホルモン
卵胞刺激ホルモン
エストロゲン
プロゲステロン

下垂体前葉ホルモン

卵巣ホルモン

| 月経 | 卵胞期 | | 黄体期 | 月経 |
| 0日目 | 14日目 | | 28日目 | |

排卵

エストロゲン

産生部位

　卵巣では、3種類のエストロゲンが作られる。エストロゲンの主役であり最も強力なエストラジオール、はるかにパワーが劣るエストロン、そして妊娠中に大量に分泌されるエストリオールの3種類だ。エストロンは、卵巣以外の場所でも作られる。エストロンの50％は脂肪組織と副腎で作られるため、子どもや男性、閉経後の女性の体内でもエストロンは産生されている。ここでいうエストロゲンは、主にエストラジオールを指す。

構造

　エストロゲンは、テストステロンとよく似た構造を持ち、ステロイドホルモンに分類される。

作用

　エストロゲンは、特に女の子の（二次性徴の）性的発達を導く重要なホルモンだ。また、男の子の精巣の発達や生殖機能（女性の月経周期のコントロールなど）においても中心的な役割を果たしている。これらの重要な機能のほかにも、エストロゲンは男女を問わずたくさんの大切な役目を担っている。エストロゲンは、体温の調節を助け、深い眠りをもたらし、皮膚のコラーゲンの合成を促進し、骨密度を維持し、心臓や血管の病気（心血管系疾患）を予防し、記憶力や集中力の低下を防ぎ、情緒を安定させる。

合成・分泌

　卵巣で作られるエストロゲンの合成・分泌は、脳の視床下部と下垂体から放出されるホルモンによってコントロールされる。閉経前の女性では、合成・分泌のコントロールが1カ月周期で行われる（66ページ参照）。閉経後、主なエストロゲンであるエストラジオールは、わずかな量しか作られなくなる。

女性の乳がんの70％程度は、エストロゲン受容体陽性だ。がん細胞の表面にある受容体にエストロゲンがくっつき、がん細胞が成長する。

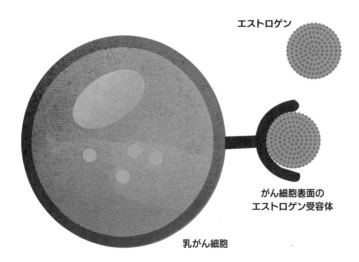

エストロゲン

がん細胞表面の
エストロゲン受容体

乳がん細胞

乳がん

エストロゲン受容体陽性の女性の乳がんでは、エストロゲンの血中濃度を抑えたり、がん細胞のホルモンへの反応を抑えたりする治療が可能になる。男性の乳がん患者は全体の1%にも満たないが、男性の場合は90%以上がホルモン受容体陽性で、ホルモン治療が効果を発揮する可能性が高い。

おむつでリサーチ

最近では、インターセックス（74ページ参照）などに対して外科手術やホルモン治療を開始する前に、性ホルモンやそれらの作用の検査が重要視されるよ

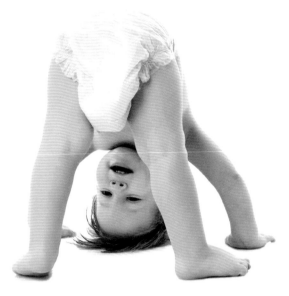

乳幼児期のホルモン産生と、性別に固有の発達や行動とのさまざまな関係について、研究が進むことが期待されている。

 過剰になると…

女性の体内でエストロゲンの量が多過ぎると、過剰の度合いによって肌荒れ、便秘、体重増加、性欲の低下、うつ、不妊、心臓発作、脳卒中、子宮がんや乳がんのリスク上昇など、さまざまな影響が現れる。男性でもエストロゲンが過剰になると、性機能障害、筋緊張の低下、体脂肪の増加、胸がふくらんでくるといった女性的な身体的特徴の発達などが起こる場合がある。

 不足すると…

エストロゲンは骨の形成に不可欠であり、不足すると骨の成長が妨げられ、骨粗しょう症を発症するなど、骨に関連する問題が起こる場合がある。また、女の子で分泌量が少ない場合は、思春期に胸の発達が遅い、胸が十分に大きくならない、月経が来ない、不妊になるなどの問題に直面することもある。エストラジオールは脳にも作用するため、不足すると、うつや倦怠感、感情が不安定になるといった症状が出ることもある。症状はさまざまだが、ホットフラッシュのように更年期に起こりやすい症状もある（91ページ参照）。

うになった。これは、特に性的発達におけるホルモン治療の影響を検討する際に当てはまる。性ホルモンの濃度が上昇するのは思春期の特徴だが、もっと前の小児期にどのようなことが起こっているかが分かれば、性的発達に不可欠なホルモン量を把握できるようになるかもしれない。また、トランスジェンダーの人が性別適合手術を受けるかどうかの判断や、環境中のエストロゲンの影響のモニタリングにおいても、そのような知識が役に立つ（87ページ参照）。

5000人以上の赤ちゃんを対象に、サンプルとして便を集め、エストロゲンを測定する方法が考え出された。この方法なら、正確さが期待できるうえ、赤ちゃんたちの負担もない。幼い赤ちゃんを育てる親ならやがて知ることになるように、まだ先は長い。うまくいけば、研究に必要な情報が簡単なやり方で手に入るようになるはずだ。

男性の思春期

胎児が男の子の場合、おなかの中で成長するにつれて、精巣から
テストステロンが分泌され、性器の発達が促される。テストステロ
ンは、思春期の男の子に起こるさまざまな変化とも関わりがある。

　男性の思春期は、たいてい9歳から14歳までに始
まる。思春期に入ると、テストステロンの分泌が大幅
に増え、第一次性徴の精巣で精子が作られるようにな
り、ほかにも陰茎が大きくなる、陰毛が生える、声が
低くなるなどの二次性徴が現れる。

テストステロンの濃度は男女を問わず変
化する。ただし、胎児期の精巣の発達や
思春期に伴う変化を促すテストステロン
は、男の子のほうがたくさん分泌される。

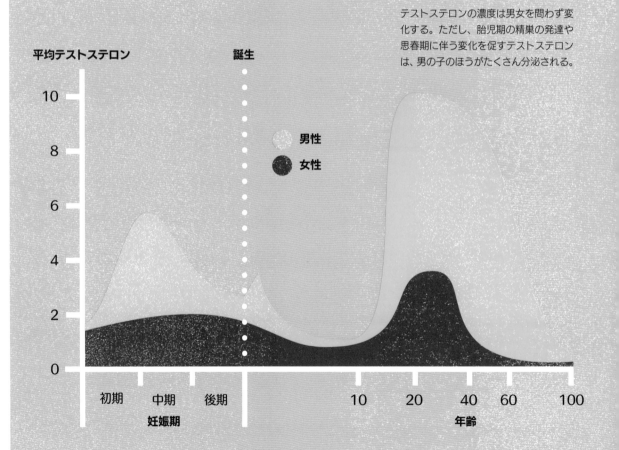

平均テストステロン

誕生

○ 男性

● 女性

10
8
6
4
2
0

初期　　中期　　後期　　　　　　10　20　40　60　100

妊娠期　　　　　　　　　　　　　　　　　年齢

声変わり

　思春期に体のさまざまな部位に作用するホルモンには、声帯を伸ばし、喉頭を成長させる効果もある。これは男女どちらでも起こる変化だが、女の子よりも男の子において、はるかに成長が目立つ。たいていの場合、女の子の声は少し低くなるくらいでほとんど違いが分からないが、男の子の声は1オクターブ程度低くなることもあり、咽頭が隆起して「のどぼとけ」が目立つようになる。思春期になって、男の子の声がかすれ気味になり、声域が変わることを「声変わり」という。

男の子の声変わりが始まってから、声が落ち着くまでは通常3〜6カ月程度かかる。声変わり後の声でしっかり歌えるようになるまでは、1〜2年かかることもある。

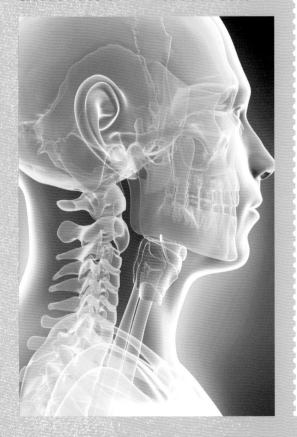

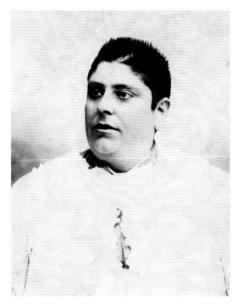

類いまれなる歌声で知られた「ローマの天使」ことアレッサンドロ・モレスキ。

永遠のボーイソプラノ

　子どもの頃に精巣を取り去られ、テストステロンを分泌する主な器官を失うと、思春期の変化は訪れなくなる。西洋では、男の子が美声を永遠に失わないようにするための去勢手術が昔から行われてきた。17世紀と18世紀の聖歌隊では、4オクターブの伸びのあるソプラノの歌声が強く求められていたからだ。このような歌い手はカストラートと呼ばれ、背が高く、ひげは生えず、のどぼとけはなく、太り気味になることが多かった。テストステロンが分泌されないことと体重増加の正確な関連性は分かっていないが、新陳代謝の低下を招くためではないかと考えられている。記録に残る中では最後のカストラート、アレッサンドロ・モレスキは、1913年にシスティーナ礼拝堂の聖歌隊を引退した。

テストステロン

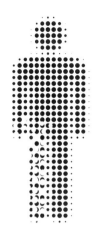

産生部位

テストステロンは、男女ともに副腎でもわずかながら作られ、女性の卵巣からも少量が分泌されている。しかし、男性のテストステロンの95％は精巣で作られる。

構造

テストステロンはステロイドホルモンの一種で、このグループに典型的な炭素環構造を、よく似たエストロゲンと共有する。

作用

テストステロンは、胎児期に男性生殖器を発達させ、成人男性の精巣で精子を作るためにも不可欠だ。また、思春期の男の子におい

1920年代には、サルの精巣から取った移植片が男性の機能を増強するという確かな証拠はなかったが、その手術の第一人者だったセルジュ・ボロノフは死ぬまで金に困らなかった。

ては、性器が大きくなる、体毛や陰毛が生える、身長が伸びるといった二次性徴を促す。女性においては、卵子の成長をコントロールする、黄体形成ホルモンと卵胞刺激ホルモン（78ページ参照）の分泌を調節する役割もある。

テストステロンは、体に新しい血液細胞を作るように指示を出す。男女を問わず、思春期以降の筋肉と骨を丈夫に保つ作用もある。また、男性でも女性でも、テストステロンが分泌されると性欲が高まる。「攻撃ホルモン」と呼ばれることもあるテストステロンは、脳のいくつかの機能にも関わりがある。たとえば、男性はテストステ

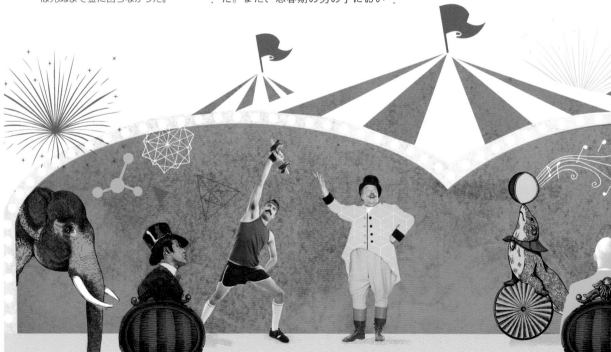

ロンの分泌が盛んなために、女性に比べて空間認識能力が優れているのではないかといわれている。また、テストステロンの量が少ないと、性別を問わずうつになりやすい。

合成・分泌

　テストステロンは、ほかのホルモンと同様、脳の視床下部と下垂体が関与するフィードバックループ（28ページ参照）によって調節されている。体内のテストステロンが多過ぎると脳が判断すると、"蛇口を閉める"か、余分なテストステロンをエストラジオールなど別のホルモンに変えようとする。

でたらめな実験

　1920年、ロシア生まれのフランスの外科医セルジュ・ボロノフは、活力を取り戻させるためサルの精巣を人間に移植する手術を行った。あらゆる生物種の精巣にはさまざまな男性機能に作用する有効成分が含まれているとボロノフは主張し、その「治療法」は大人気となった。ボロノフら科学者たちは目玉が飛び出るような金額でこのような実験を行ってきたが、それが最終的にほかの科学者による1927年のテストステロンの分離につながった。

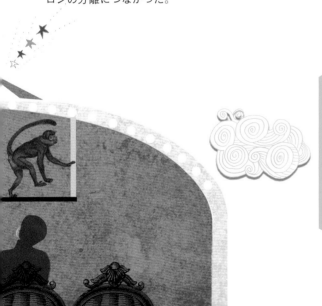

 過剰になると…

性別を問わず、テストステロンの量が過剰になると、思春期早発症（思春期が8〜9歳より早く始まる）を起こす場合がある。また、不妊に悩まされることもある。女性でテストステロン濃度が高い場合は、多嚢胞性卵巣症候群（138ページ参照）の可能性もある。アンドロゲン不応症（遺伝的には男性だが、男性ホルモンの受容体が働かないため外生殖器が女性型）などの場合、テストステロンが過剰に産生される。

 不足すると…

発達中の胎児期や思春期にテストステロンが不足すると、男性的な特徴が十分に発達しないことがある。一般的に成人男性のテストステロンの分泌量は年齢とともに低下していくが、2%に「男性更年期」（テストステロンの低下が原因だと考えられている）の症状が現れる。男性更年期の症状としては、気分障害、筋緊張の低下、体脂肪の増加、勃起不全などが挙げられる。

皮膚に塗るジェルタイプの男性用ホルモン避妊薬の開発が進められている。人工ホルモンの作用により、精巣でのテストステロン産生が抑制され、作られる精子をごくわずかに抑える効果がある。ほかの身体機能が維持されるようにテストステロンの血中濃度を保つため、代用テストステロンも配合されている

性別とホルモン

性的指向は、単純に遺伝子とホルモンだけで決まるとは
限らない。出生時に全体の1〜2%の子どもは、インタ
ーセックスであり、男性か女性かの判定が難しい。

性のアイデンティティー

「インターセックス」という用語は、女性または男性の一般的な定義に当てはまらない生殖器を備えて生まれてくるさまざまな場合に使われる。ホルモン異常など原因はさまざまで、これという決まった型はない。中には、性別を判定しづらいような外性器や内性器を持って生まれてくる場合もある。たとえば、卵巣と精巣の両方が備わっているケースや、陰核が肥大して男性器のように見えるにもかかわらず、思春期には女性ホルモンが分泌されるようなケースもある。

インターセックスは病気というより、自然に発生する変異の1つといえるだろう。以前は外科手術や医学的処置によって思春期以前に治療を施されていたが、インターセックスの認知度が高まるにつれ、本人に性別を選ぶ判断力が備わるまで医学の介入は避けられるようになった。インターセックスの人が自らの性のアイデンティティーを保ちながら安心して暮らせるようになるには、率直な対話と、どんな相手でも1人の人間として受け入れる姿勢が大切だ。

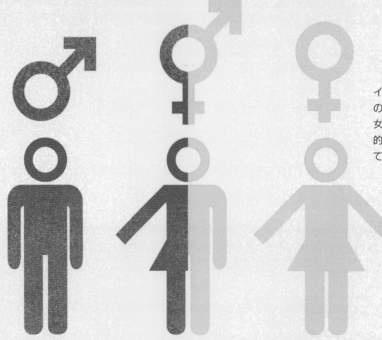

インターセックスの人々は、男性と女性両方の生物学的特徴を兼ね備えて生まれてくる。

健やかな毎日を送るために

テストステロンやエストロゲンなど主要なホルモンの血中濃度を測定することは、そのときの体の状態を知る1つの方法になる。また、性的な発達や中年期以降の健康に関わるホルモンとして、知っておくとよいポイントがいくつかある。

♥ 食事

　太り気味の子どもは、思春期が早く始まることがある。正常な性的発達を維持する手段の1つとしては、野菜、果物、魚、豆類を基本とするバランスのよい食事を子どもの頃から取り入れることが推奨される。また、思春期から成人期にかけて健康的な食生活を送っていると、中年以降に乳がんの発症に関わるエストロゲンをうまく調節できるという報告がある。

♥ 運動

　男の子や成人男性が運動をすると、テストステロンが大幅に上昇し、女性ホルモンとの健康的なバランスが維持される。ただし、運動のやり過ぎには注意が必要だ。日常的に運動し、極端に痩せている女性アスリートは、エストロゲンとプロゲステロンが低下し、月経が止まることもある。男性でも、過剰な運動のせいでテストステロンの低下が起こることがある。幸いなことに、このような状況は比較的まれだ。性ホルモンの低下が起こるような運動量は、1日あたり少なくとも2〜3時間の運動とかなり多い。運動全般はストレスホルモン（コルチゾール）の産生を抑え、多幸感をもたらすホルモン、エンドルフィンを放出させる。

🦴 ホルモンのサプリメント

　筋肉を増やしたり、筋力を強くしたりすることを目的としたアナボリックステロイド（人工の男性ホルモン）の使用は、特に10代にはすすめられない。これは年齢を問わず男性不妊、性欲減退、精巣萎縮、さらには乳房の女性化をもたらす恐れがある。女性では男性化が起こり、ひげが生えたり、月経が止まったり、胸が小さくなったり、声が低くなったりすることがある。

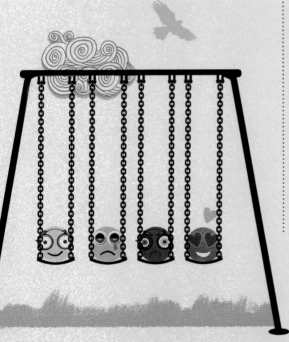

男女を問わず感情が不安定になるのは、思春期の特徴だ。これはホルモンの揺らぎと体の変化の相乗効果が原因だと考えられている。

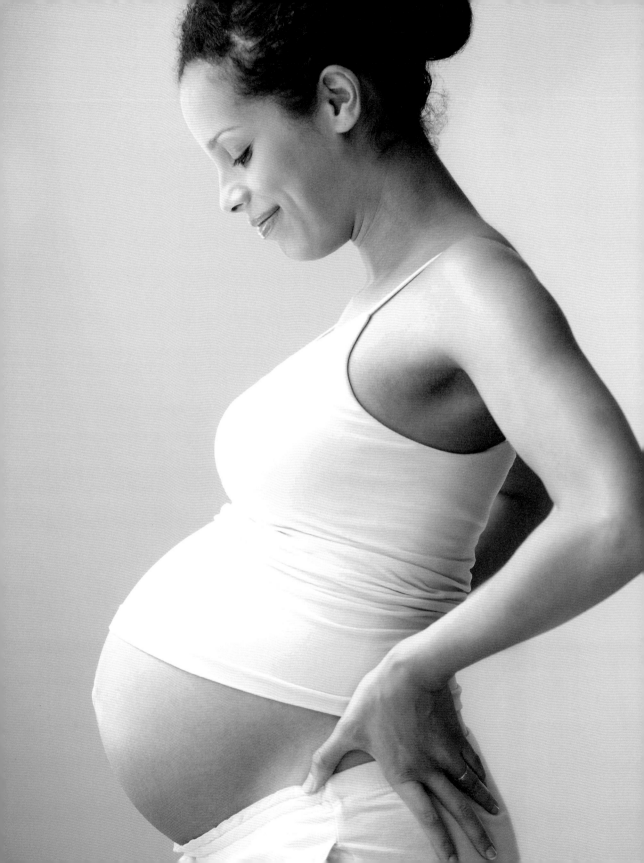

妊娠と出産

　妊娠出産は、あらゆる生物に欠かせない特性であり、人間も例外ではない。人間の妊娠は親密な関係を経た複雑な過程であり、ホルモンがこのすべての複雑な過程の中心にあるのも当然といえよう。

78　生命誕生をつかさどるホルモン

80　妊娠とホルモン

82　プロゲステロン

84　出産と授乳期のホルモン

85　不妊とホルモン

86　ホルモンバランスによる影響

87　健やかな毎日を送るために

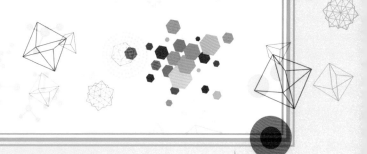

生命誕生をつかさどるホルモン

エストロゲンとプロゲステロンは、主要ホルモンの中でも特に重要なホルモンだ。非常に古くから存在していたホルモンでもあり、6億5000万年以上前の人間以外の動物の体を形成していた物質から痕跡が見つかっている。エストロゲンとプロゲステロンはほかのホルモンと相互作用しながら、排卵、着床、妊娠において活躍するだけでなく、生涯を通して体によい効果をたくさんもたらしてくれる。

ホルモン	産生部位	作用
性腺刺激ホルモン（ゴナドトロピン）放出ホルモン（GnRH）	視床下部	**女性**：下垂体前葉を刺激して卵胞刺激ホルモンと黄体形成ホルモンを分泌させる。 **男性**：精子の生産を促す。
卵胞刺激ホルモン（FSH）	下垂体前葉	**女性**：卵巣でエストロゲンとプロゲステロンを作る卵胞の成長を促進し、月経のサイクルを維持する。 **男性**：テストステロンとともに精巣に作用して精子の生産を促す。
黄体形成ホルモン（LH）	下垂体前葉	**女性**：卵胞からの排卵を促進する。排卵後の卵胞は、卵巣でプロゲステロンを分泌する黄体に変わる。 **男性**：精巣に作用して、男性ホルモン、特にテストステロンの産生を促す。
抗ミュラー管ホルモン（AMH）	卵巣（卵胞）	**女性**：卵胞の初期の発達を左右する、卵胞細胞で作られるタンパク質ホルモン。 **男性**：精巣に存在し、胎児の精巣の発達を助ける。
エストロゲン	卵巣（卵胞）、胎盤	**女性**：第二次性徴期の発達（65ページ参照）を促すことが主な作用だが、月経後に子宮内膜を修復する作用もある。 **男性**：テストステロンから作られ、性欲、勃起能力、精子の生産などに関わる。

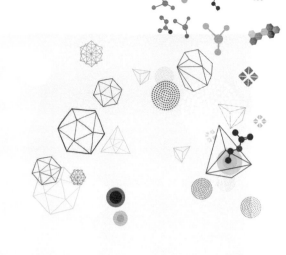

ホルモン・ベスト10

　下の表では、人間の生殖に関与する、よく知られた
ホルモンや特に重要なホルモンの機能を紹介する。生
殖に関与するホルモンはほかにもあるが、スペースの
都合上、ベスト10にしぼっている。また、各ホルモ
ンの役割をすべて記載しているわけではない。男性ホ
ルモン、女性ホルモンなどの性ホルモンはそれぞれの
性固有のものではなく、男性と女性では違った働きを
するということも覚えていてほしい。

ホルモン	産生部位	作用
プログステロン	卵巣（黄体）、胎盤	**女性：**子宮内膜を厚くし、はがれないように維持する。ネガティブフィードバックループ（28ページ参照）により、下垂体での黄体形成ホルモンの産生を抑制する。 **男性：**十分なテストステロンの産生には、（副腎で作られる）プログステロンを最適な量に保つことが欠かせない。
テストステロン	精巣、卵巣、副腎	**女性：**骨を丈夫に保ち、脳の機能を維持し、筋肉の量と筋力を全般的に高めるために重要な役割を果たす。 **男性：**精子の生産と二次性徴（65ページ参照）を促す。
ヒト絨毛性ゴナドトロピン（hCG）	胎芽（妊娠している場合）	**女性：**黄体からのプログステロンの産生を促す。 **男性：**精巣で作られるが、量は少ない。思春期の陰茎の成長やテストステロンの産生に関わると考えられている。
プロラクチン	下垂体前葉	**女性：**主に出産後の母乳の産生を促す。 **男性および女性：**免疫系の働きを整える、行動に影響を及ぼすなど、男女を問わずさまざまな効果がある。
オキシトシン	下垂体後葉	**女性：**刺激を与えて「射乳反射」（84ページ参照）を促す。 **男性および女性：**絆づくりや感情移入などの行動特性と関係がある。

妊娠とホルモン

月経は、女性の体に妊娠の準備をさせる。卵子を作り、受精卵を受け止めるための栄養がたっぷり含まれた子宮内膜を用意するのだ。受精卵が着床すると、妊娠したことを伝える信号が卵巣と下垂体に送られる。

受精

　性交のあとで、精子は卵管の中を泳いで進んでいく。うまく卵子に出会えれば、受精が起こりえる。受精卵は卵管を通って子宮に運ばれる。受精から10日前後で、受精卵は子宮内膜に着床する。

　妊娠検査をしなければ、女性が妊娠に気づくきっかけは、月経が止まることだ。しかし、着床したばかりの小さな胚芽は、はるか遠くにあるホルモンの産生器官（卵巣や下垂体）にどのようにして妊娠が成立したことを伝えているのだろうか。

妊娠を知らせる

　その手がかりは、ヒト絨毛性ゴナドトロピン（hCG）と呼ばれるホルモンにある。受精と着床から数日のうちに、胎芽はこのホルモンを分泌し始める。このホルモンには、通常であれば月経と同時に始まる、黄体の萎縮を防ぐ作用がある。黄体はそのまま成長を続け、子宮が妊娠を継続するために必要なプロゲステロンを分泌する。妊娠10週頃になると、胎盤がプロゲステロンの産生を引き継ぎ、黄体は萎縮して白体と呼ばれる「瘢痕」組織に変わる。

　ここで重要な意味を持つのは、いくつかの大血管は

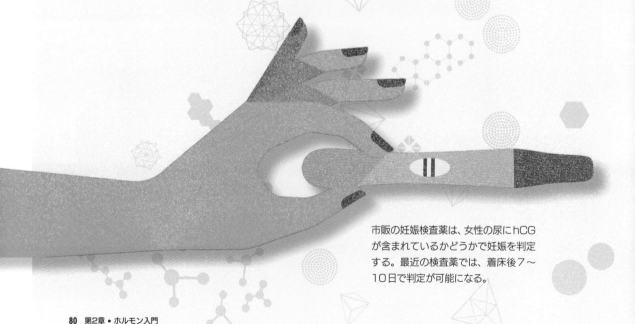

市販の妊娠検査薬は、女性の尿にhCGが含まれているかどうかで妊娠を判定する。最近の検査薬では、着床後7〜10日で判定が可能になる。

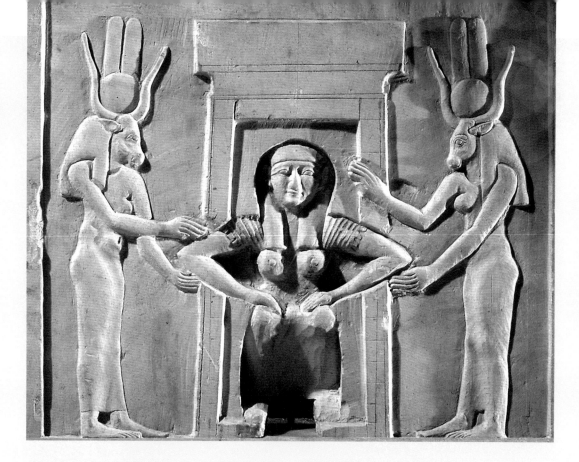

互いに非常に近い位置にあるため、hCGホルモンは子宮からの血液を運び出す子宮動脈から直接卵巣に向かう血流に入ることができるという、かなり特殊な体の仕組みだ。これにより、全身をめぐる通常の血液循環のようにhCGの濃度が下がったり、不活性化されたりする恐れがなくなる。そのおかげで、生殖が進行していて、ホルモン産生をその状況に合わせる必要があるというメッセージがしっかりと卵巣まで届く。

妊娠を管理する

　妊娠が進むにつれ、エストロゲン、プロゲステロン、オキシトシン、エンドルフィン、プロラクチンなどさまざまなホルモンが分泌されて、成長する赤ちゃんにも母体にも変化をもたらす。リラキシンと呼ばれるホルモンは、妊娠中に普段の10倍程度の量が分泌される。卵巣と胎盤で作られるこのホルモンは、出産に備

最初の妊娠検査は古代エジプトで考え出された。

えて骨盤の靭帯（じんたい）を緩め、産道を柔らかくして広げる作用がある。

古代エジプトの妊娠検査

　ホルモンの作用について書かれた最も古い記録の1つが、紀元前1350年のパピルスに残された記述だ。エジプトの女性の間では、大麦と小麦の種に尿をかけて数日間待つ習慣があった。種から1つも芽が出なければその女性は妊娠していないが、大麦の種が発芽すれば男の子が、小麦の種が発芽すれば女の子がおなかにいるしるしだとされた。1963年、この妊娠検査ではエストロゲンの上昇を70%の確率で検出できることが分かった。とはいうものの、性別の判定の精度についての記録はない。

プロゲステロン

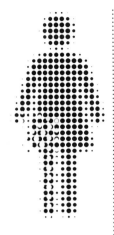

産生部位

プロゲステロンは、主に月経周期（67ページ参照）の後半に卵巣の黄体から分泌される。月経周期前半の卵巣や副腎からも少量ながら分泌され、妊娠中は胎盤で作られる。

構造

プロゲステロンは、黄体ホルモンと呼ばれるステロイドホルモンの仲間だ。

作用

プロゲステロンは月経や妊娠に関わる重要な役割を果たしている。

エストロゲンその他のホルモンと同様、プロゲステロンはほかにもさまざまな作用を持つ。たとえば、血糖値のコントロール、甲状腺ホルモンの作用の促進、子宮体がんの予防などの効果がある。

合成・分泌

月経が始まってから14日目頃に、下垂体前葉での黄体形成ホルモンの生産量が急激に上昇し、黄体が作られる。黄体は、次の月経が来るまでプロゲステロンのほとんどを作り続ける。

 ## 過剰になると…

プロゲステロンの濃度が高い状態を病気と結びつけることはあまりない。妊娠でプロゲステロンが増えるのは自然なことだからだ。プロゲステロン単独、またはエストロゲンとプロゲステロンを一緒に配合した経口避妊薬（ピル）は、定期的に服用すれば、ほぼ100％妊娠を防ぐ効果があることが証明されている（67ページ参照）。

 ## 不足すると…

プロゲステロンが不足すると、月経が不規則になったり、重くなったりすることがある。妊娠中にプロゲステロンが低下すると、流産や早産につながる恐れもある。流早産予防のために人工プロゲステロンが投与されることもある。

郵便はがき

料金受取人払郵便

葛西局承認

3015

差出有効期間
令和7年3月31日
まで（切手不要）

1 3 4 8 7 3 2

（受取人）

日本郵便　葛西郵便局私書箱第30号

日経ナショナル ジオグラフィック

読者サービスセンター 行

||||ı||ı||ıılı||ıı|||ı|ıııı|ı|ıı|ı|ı||ıı||ıı|ı|ı||ıı|||ı|||||

お名前	フリガナ		年齢

ご住所	フリガナ
□□□-□□□□	

電話番号	
（　　　　）	
メールアドレス	＠

●ご記入いただいた住所やE-Mailアドレスなどに、DMやアンケートの送付、事務連絡を行う場合があります。このほか、
「個人情報取得に関するご説明」(https://natgeo.nikkeibp.co.jp/nng/p8/)をお読みいただき、ご同意のうえ、ご返送ください。

アンケート（裏面）へのご協力、誠にありがとうございます。

お客様ご意見カード

このたびは、ご購入ありがとうございます。皆さまのご意見・ご感想を今後の商品企画の参考にさせていただきますので、お手数ですが、以下のアンケートにご回答くださいますようお願い申し上げます。(□は該当欄に✓を記入してください)

> **ご購入商品名** お手数ですが、お買い求めいただいた商品タイトルをご記入ください

■ **本商品を何で知りましたか**（複数選択可）
　□ 店頭で（書店名：　　　　　　　　　　　　　　　　　　　　　　　　　）
　□ ネット書店（該当に○：amazon・楽天・その他：　　　　　　　　　　　　）
　□ 雑誌「ナショナル ジオグラフィック日本版」の広告、チラシ
　□ ナショナル ジオグラフィック日本版のwebサイト
　□ SNS（該当に○：Facebook・Twitter・Instagram・その他：　　　　　　　）
　□ プレゼントされた　□ その他（　　　　　　　　　　　　　　　　　　　）

■ **ご購入の動機は何ですか**（複数選択可）
　□ テーマ　□ タイトル　□ 著者・監修者　□ 表紙　□ 内容
　□ 新聞等の書評　□ ネットでの評判　□ ナショジオ商品だから
　□ 人に勧められた（どなたに勧められました?:　　　　　　　　　　　　　）
　□ その他（　　　　　　　　　　　　　　　　）

■ **内容はいかがでしたか**（いずれか一つ）
　□ たいへん満足　　□ 満足　　□ ふつう　　□ 不満　　□ たいへん不満

■ **本商品のご感想やご意見、今後発行してほしいテーマなどをご記入ください**

■ **雑誌「ナショナル ジオグラフィック日本版」をご存じですか**（いずれか一つ）
　□ 定期購読中　□ 読んだことがある　□ 知っているが読んだことはない　□ 知らな

■ **ご感想を商品の広告等、PRに使わせていただいてもよろしいですか?**
　（いずれか一つに✓を記入してください。お名前などの個人情報が特定されない形で掲載します。）

　□ 可　　□ 不可

妊娠におけるプロゲステロンの役割

　妊娠3カ月頃になると、ホルモンを作る役目が卵巣から胎盤に引き継がれ、胎盤がエストロゲンとプロゲステロンを産生するようになる。プロゲステロンは、胎児の発達において重要な役割を担っている。このホルモンには、母体の免疫系が赤ちゃんを異物と認識して流産させることを避けるために母体の免疫反応を抑制したり、母親の乳房組織の発達を促したりする作用がある。さらに、出産前の乳汁分泌を抑えたり、分娩に備えて骨盤壁の筋肉を強化したりもする。プロゲステロンとエストロゲンは、妊娠中ずっと上昇し続けるが、出産が近づくと大幅に減少する。

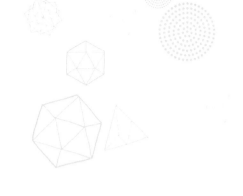

妊娠中は卵巣のホルモン産生機能を胎盤が引き継ぐため、プロゲステロンとエストロゲンが上昇する。

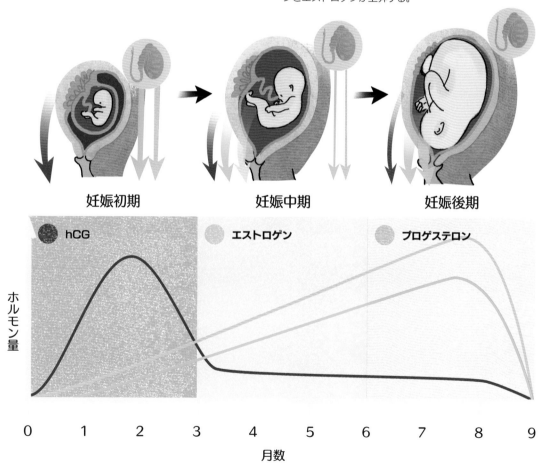

妊娠初期　　　　妊娠中期　　　　妊娠後期

hCG　　　エストロゲン　　　プロゲステロン

ホルモン量

0　1　2　3　4　5　6　7　8　9

月数

出産と授乳期のホルモン

ネガティブフィードバックループは、ホルモン分泌を抑える手段の1つだ。しかし、場合によってはその逆が求められることもある。つまり、ホルモン分泌を抑えるのではなく、どんどん増やしていく必要がある場合だ。生殖においては、その過程の最初と最後と出産後に、いくつかの強力なポジティブフィードバックループが機能する。

出産

　出産には、ポジティブフィードバックループ（28ページ参照）が関わっている。陣痛は、子宮の筋肉が出す神経信号とホルモンのオキシトシンの間の相互作用によって始まり、どんどん強くなる。この長くてドラマチックなプロセスは、赤ちゃんの誕生とともに終わりを迎える。男性の射精と男女のオーガズムにも、ポジティブフィードバックが関わっている。

射乳反射

　射精と分娩は一度始まってしまうと止めることができないが、分娩は薬を使って始動させることが必要な場合もある。同じことは、赤ちゃんがおっぱいを吸うと母乳が噴き出す乳汁射出反射（射乳反射）にもいえる。射乳反射は赤ちゃんの泣き声を聞くだけでも起こる。ここでも原因はオキシトシンで、脳の視床下部にポジティブフィードバックの神経信号が送られると、下垂体後葉からオキシトシンが分泌される。

赤ちゃんがおっぱいを吸うと、オキシトシンの分泌が促され、射乳が起こる。

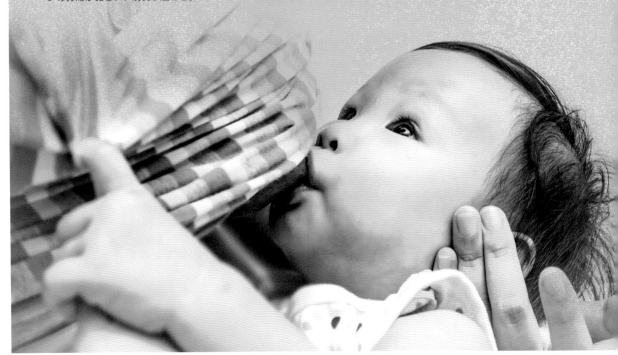

不妊とホルモン

現代は、7組に1組のカップルが不妊に悩んでいるともいわれる。女性は35歳を過ぎると卵巣で健康な卵子が作られる確率が下がるが、男性は生涯を通して精子を作り続けることができるため、理論的には死ぬまで子どもをもうける可能性があることになる。しかし実際には、中年期にさしかかると、精子の数も質も緩やかに低下していく。

一般的な理由

　不妊の原因は、女性側では排卵の問題や卵管の閉塞、男性側では精子の質の低下などが多い。女性では、排卵が自然に起こらず、妊娠が難しいケースもある。このような場合は、排卵誘発剤で治療できることもある。排卵誘発剤は、排卵の直前に起こる一過性の黄体形成ホルモンの大量分泌（LHサージ）と似たような状態を作り出し、排卵を促す。ただし、不妊の10%前後は原因が分からない。

体外受精

　ホルモンは、体外受精でも活躍する。体外受精の治療を受ける女性は、卵巣を刺激していくつもの卵子が作られるようにするために卵胞刺激ホルモン

スキャンダラスな
女性遍歴で有名だった
英国王ヘンリー8世の妻たちは
流産する傾向があった。
しかし、当の国王は
原因が自分にあった
かもしれないとは
夢にも思わなかっただろう。
王の精子は、それほど
優秀ではなかったのかもしれない。

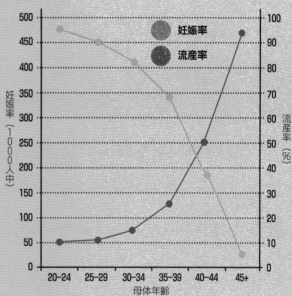

妊娠率と流産率

と黄体形成ホルモンを投与される。こうしてできた卵子が採取され、体外受精が行われる。受精から6日後に、発育のよさそうな受精卵を1個か2個選んで、女性の子宮に戻す。無事に着床すれば、赤ちゃんが生まれる。

　不妊の原因がホルモン異常かどうかを調べる唯一の方法は、黄体形成ホルモンなどの主要なホルモンの血中濃度を測定することだ。

ホルモンバランスによる影響

エストロゲンや黄体形成ホルモンなどのホルモンの分泌は、体によって常に調節されている。ホルモンバランスが整った状態を保てれば理想的だが、ときにはバランスが揺らぐこともある。ここでは、バランスが乱れた場合のよくある例を紹介しよう。

ダブルのバランス

プロゲステロンは、エストロゲンのパートナーのようなホルモンで、互いにバランスを保ちながら作用する。エストロゲンが不足し、プロゲステロンが過剰になるなどしてホルモンのバランスが乱れると、子宮筋腫や子宮内膜症、月経前症候群など婦人科系の病気にかかることもある。女性のプロゲステロンが不足すると、怒りっぽくなる、疲れやすくなる、不安、うつなどの訴えが増える。また、閉経後にエストロゲンが過度に減少すると、ホットフラッシュが起こったり、感情が不安定になったり、骨粗しょう症や心臓病のリスクが高まるともいわれる。

妊娠中の幸せホルモン

妊娠中はプロゲステロンの濃度が高くなるが、特に妊娠後期にはプロゲステロンが「幸せホルモン」として活躍する。プロゲステロンには心を落ち着かせる効果があり、気分の浮き沈みが抑えられ、眠りに入りやすくなる。同様に、絆の形成にも役立つ幸せホルモンのオキシトシンとプロラクチンは、出産前後に最高潮に達する。

産後うつ

妊娠中の全期間と出産後の数カ月のホルモンバランスは、特に重要だ。オキシトシンとプロラクチンは、出産後の幸福感を高め、赤ちゃんとの絆を作るプロゲステロンの働きを高めるが、それが別の方向に作用してしまう場合もある。産後すぐに起こりやすい「マタニティブルー」は、ホルモンの急激な低下が原因だといわれている。場合によっては、もっと深刻な産後うつに進行することもあり、新米の母親やその家族を脅かす。

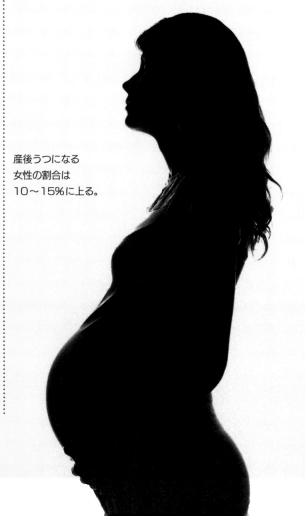

産後うつになる
女性の割合は
10〜15％に上る。

健やかな毎日を送るために

不妊の原因がホルモン異常かどうかを調べるには、生殖に関わる
ホルモン量を測定する方法がある。ホルモン量に問題がなけれ
ば、生活習慣を改めるだけで妊娠率は大幅に上がるはずだ。

♥ 妊娠しやすい時期を調べる

精子は子宮に入ってから最長で5日前後は生きているが、卵子の寿命はわずか24時間ほどだ。つまり、赤ちゃんを授かりたいなら、タイミングが非常に重要になる。

妊娠の可能性を高めるために排卵のタイミングを調べるには、おりものの変化や基礎体温の変動といった排卵の兆候をチェックするアプリや、排卵直前に急激に大量分泌される黄体形成ホルモンの有無を尿で調べる排卵検査薬（薬局などで購入できる）など、いくつかの方法がある。

果物、野菜、豆類、魚や良質の肉などは、
生殖に関わるホルモンのバランスを整え、
妊娠しやすい体を作る。

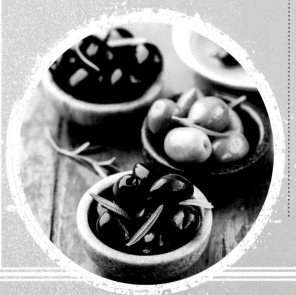

♠ 環境ホルモンの問題

エストロゲン様物質（環境ホルモン）は、妊娠率の低下から種々のがんまで、さまざまな影響を及ぼすと考えられている。プラスチックや環境汚染物質に含まれるこれらの人工化学物質は、エストロゲンによく似た性質を持つ。体が天然のエストロゲンと勘違いしやすい植物性のフィトエストロゲンを食生活に取り入れると、体内のエストロゲン受容体と環境エストロゲンの結合を防止する効果がある。

♥ 妊娠しやすい体を作る

フィトエストロゲンは、リンゴやサクランボ、プラム、ドライプルーンなどの果実、キャベツ、ニンニク、エンドウマメ、アルファルファ、ブロッコリー、ジャガイモなどの野菜、小麦やライ麦などの穀物、ナッツ類、大豆や大豆製品などに多く含まれる。ナイジェリアのヨルバ人は双子の出生率が高いことで知られるが、これはエストロゲンを含むヤムイモを多食することと関係があると考えられている。

♠ 喫煙・飲酒のリスク

喫煙する女性は、卵巣にトラブルを抱えたり、流産したり、低体重児を出産したりするリスクが高い。喫煙する男性は、ホルモン異常や精子数の減少、精子の運動率の低下を起こしやすいと考えられている。飲酒もリスク因子なので、避けたほうがよいだろう。アルコールやニコチンなどの有害物質の摂取がおなかの赤ちゃんに与える影響は、成人への影響よりも大きい。

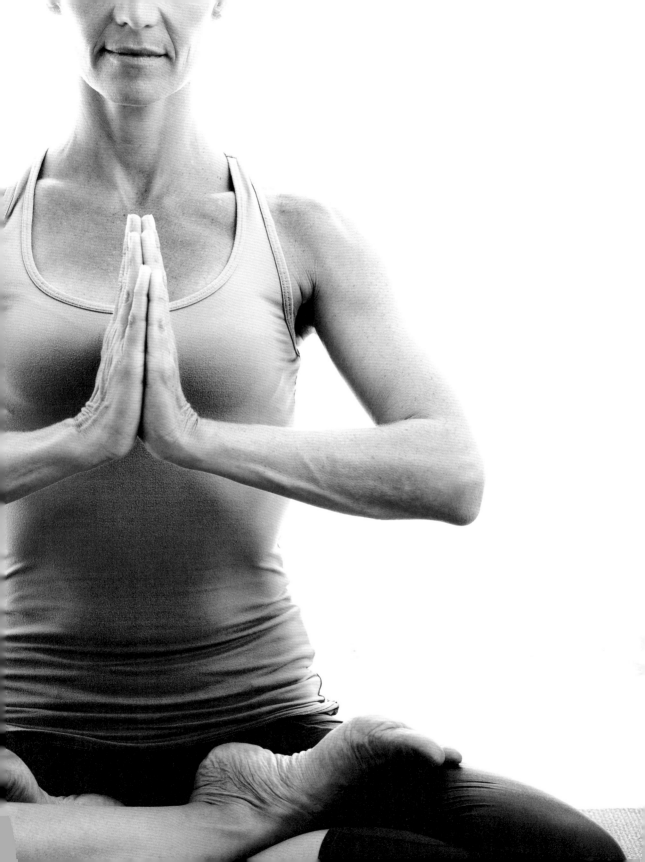

閉経と更年期

　女性が閉経を迎えると、月経がなくなるだけでなく、毎月のホルモンの揺らぎからも解放される。これは多くの人々にとって朗報だろう。出産できる時期は終わるが、更年期は人生の新たな時間が始まるときでもある。

90　閉経・更年期とは何か

91　更年期障害

93　ホルモンバランスによる影響

94　健やかな毎日を送るために

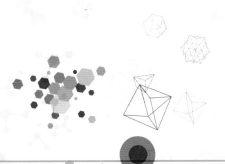

閉経・更年期とは何か

「閉経」とは月経が完全に停止すること、「更年期」とは閉経前後の合計10年くらいを意味する。閉経は排卵が終わってこれ以上子どもを持つ可能性がなくなったしるしであり、女性の新たな人生の幕開けでもある。更年期は男性にもあるが、女性ほど急激なホルモンの変化は起こらない。テストステロンの分泌は25歳前後から緩やかに減少し、変化に気づかない男性もいる。

閉経の時期

　何歳で閉経を迎えるかは、遺伝子次第だ。少なくとも、決定要因の大部分は遺伝が占めている。双子を対象にした研究から、閉経を迎える時期は50%程度が遺伝で決まることが明らかになった。あなたの母親の閉経が平均よりも早かったり遅かったりすれば、あなたも同じようになる可能性が高いということだ。

　閉経前にヘビースモーカーだった女性は、閉経が最長2年ほど早まることがある。ただし、これは毎日14本以上のタバコを吸っている場合に限られ、喫煙本数が少なく、過去に喫煙歴があってもすでにタバコをやめていれば、閉経が早まることはないようだ。ちなみに、電子タバコにも同様の作用があるかどうかはまだ分かっていない。

更年期

　閉経は完全な自然現象だが、ホルモンが大きく変化するため、人によっては重い症状が出ることもある。医療業界もさまざまな更年期症状の治療に取り組んでいる。

　更年期の症状は、閉経が近づいていることを知らせるサインだ。月経周期が徐々に不規則になり、妊娠率が下がり、エストロゲンとプロゲステロンの分泌が少しずつ減り始めてから、閉経を迎えるまでには最長で10年ほどかかる。閉経は、卵巣がこれらのホルモン

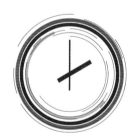

体内時計のカウントダウンに合わせてホルモン量の変化を調べることで、将来の閉経時期を予測できるかもしれない。

を作るのを完全にやめ、排卵と月経が停止した状態だ。

　12カ月間月経がなければ、その時点からさかのぼって閉経を迎えたと診断される。閉経の平均年齢は50〜51歳だが、早発閉経により40歳未満で閉経を迎える女性も1%程度いる。

更年期障害

更年期の女性の80％程度は、何らかの症状に悩まされていると推定される。そのうち、40％前後の女性が経験するのがホットフラッシュで、寝汗と並ぶ更年期障害の代表的症状として知られる。更年期障害は、通常は閉経から4年程度で終わるが、10％前後はさらに症状が長引き、10年以上にわたって苦しむこともある。

更年期障害の症状の多くは、エストロゲンの減少が原因だが、現時点でそのメカニズムはよく分かっていない。さまざまな症状が出る理由としては、体内のあらゆる細胞がエストロゲンに対する感受性を持っているため、ホルモン量が急速に減少すると広い範囲に影響が出るのではないかと考えられている。

閉経前後の更年期にはさまざまな症状が出るが、ホルモンの減少が直接の原因なのか、加齢に伴う作用なのかは分かっていない。すべての女性に更年期の症状が出るわけではなく、非常に軽くすむ場合もある。また、婦人科での治療や民間療法などが効果を発揮することもある。

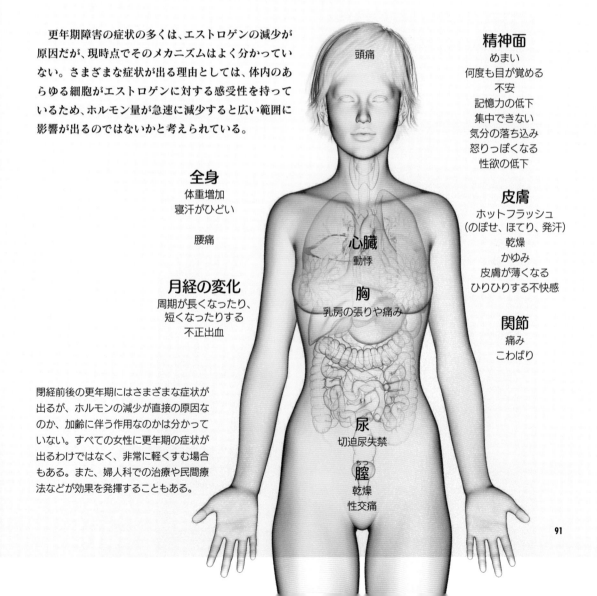

頭痛

精神面
めまい
何度も目が覚める
不安
記憶力の低下
集中できない
気分の落ち込み
怒りっぽくなる
性欲の低下

全身
体重増加
寝汗がひどい

腰痛

皮膚
ホットフラッシュ
（のぼせ、ほてり、発汗）
乾燥
かゆみ
皮膚が薄くなる
ひりひりする不快感

心臓
動悸

月経の変化
周期が長くなったり、
短くなったりする
不正出血

胸
乳房の張りや痛み

関節
痛み
こわばり

尿
切迫尿失禁

膣
乾燥
性交痛

生物界の不思議

　人間は動物界の中で異彩を放つ存在だ。一般的に動物はほぼ生涯にわたり生殖能力を保ち続ける。人間に最も近い種であるチンパンジーでさえもそうだ。人類学者は、そもそもなぜ人間に閉経が起こるのか考え続けているが、娘の世代が出産し始める頃に女性が閉経を迎えるのは偶然でない可能性もある。つまり、それは遺伝子を残す役割が次の世代に移るときなのかもしれない。

下のグラフに示す通り、エストロゲン（女性）とテストステロン（男性）の平均分泌量は、年齢とともに低下する。性別に関係なく、テストステロンとエストロゲンはどちらも体内で作られるが、男性はテストステロンの量が多く、女性はエストロゲンの量が多い。

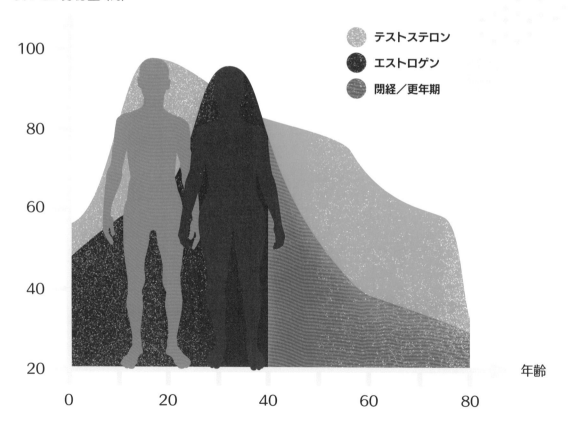

平均的な
ホルモン分泌量（%）

● テストステロン
● エストロゲン
● 閉経／更年期

ホルモンバランスによる影響

更年期障害への関心は高いが、その割には不調が起こる仕組みについて分かっていないことも多い。しかし、私たちの健康にとって生殖ホルモンがいかに重要かは明らかになりつつある。これらのホルモン、特にエストロゲンの減少に伴う影響を意識し、それらを和らげる対策を取ることで、閉経後の人生を健やかに送れるようになる。

閉経に伴う問題

人間は100年前よりもはるかに長生きになった。その頃の女性の世界的な平均寿命は60歳前後で、それよりはるかに短命な国もあった。

平均寿命が延びた結果、女性は人生の約40%を閉経後に送ることになる。エストロゲン（68ページ参照）をはじめとするホルモンの保護なしに残りの長い人生を送ることになれば、心血管系疾患や乳がん、骨粗しょう症といった健康上のリスクにさらされる。幸いなことに、更年期障害を和らげ、長期的な健康上のリスクを予防できる治療法が存在する。

更年期障害の治療法

更年期障害（91ページ参照）は、短期間のホルモン補充療法（HRT）で治療できる。この療法で使われる薬のほとんどに、女性ホルモンのエストロゲンとプロゲステロンの両方が配合されているが、子宮や卵巣を摘出している女性にはエストロゲンのみの薬が投与される。

骨密度が低下する骨粗しょう症を発症している場合は、ビタミンDとカルシウムのサプリメントを使った治療が行われる。症状が深刻なケースでは、骨を破壊する細胞の働きを抑えるビスホスホネートと呼ばれる薬が使われる。

「試験管ベビー」

更年期のホルモンレベルはかなり大きく変動するが、不妊治療の研究から20世紀半ばに明らかになったように、よいこともある。

ホルモンのネガティブフィードバック機構（28ページ参照）の中には、更年期に入ると停止する機能もある。体内の生殖過程に関わる卵胞刺激ホルモン（FSH）は下垂体で作られるが、閉経までは卵巣から分泌される卵胞ホルモンのエストロゲンによって産生が抑えられている。だが、更年期を迎えて卵巣でエストロゲンが作られなくなると、卵胞刺激ホルモンが急激に上昇し、過剰に分泌されたホルモンは尿とともに排出される。

不妊について研究していたイタリアのチームは、卵胞刺激ホルモンを利用して妊娠率を上げられる可能性に着目したが、この仮説の検証にはすでに閉経を迎えた女性の、不純物が含まれない尿が大量に必要だった。そこで、彼らは高齢になったカトリックの修道女たちが暮らす施設に目を向けた。集められた修道女たちの尿はパーゴナルと呼ばれるホルモン剤に加工され、卵子を作る能力を持たない女性の卵巣を刺激するために体外受精で使われるようになった。1970年代後半以降に多数の「試験管ベビー」が誕生したのは、研究に協力した修道女たちのおかげでもあった。

健やかな毎日を送るために

1960年代に経口避妊薬が登場し、女性解放運動が始まると、ようやく更年期にも広く注目が集まるようになった。更年期特有の不調に直面した女性たちが、黙って苦しむ必要はなくなったのだ。現在では、更年期の症状を和らげる治療法としてホルモン補充療法（HRT）が1つの選択肢となっている。しかし、食生活や生活習慣の改善も、更年期障害の症状の緩和に有効だ。

❤ 食事

閉経後はこれまでホルモンに支配されていた代謝作用や体の脂肪のつき方が変わってくるため、体重管理が難しくなることが多い。たいていの医師は、カロリー摂取を抑え、タンパク質が多く炭水化物控えめの食事をすすめる。カルシウムが豊富な食品を取ると、エストロゲンの不足に伴い起こりやすくなる骨粗しょう症を予防できる。乳製品、果物、野菜、大豆製品、魚などをバランスよく食べると、骨を丈夫に保ち、閉経後の女性につきものの体重の増加を抑える効果がある。

ホットフラッシュが起こる生理的なメカニズムは解明されていないが、アルコール類やコーヒーなどの刺激物が症状を悪化させるというエビデンスもある。

❤ 運動と睡眠

運動すると、情緒を安定させて、快眠を促すホルモンのエンドルフィンとセロトニンが分泌される（111ページ参照）。また、運動には体重の増加を防ぎ、心臓を健康に保つ効果もある。ウォーキングやランニング、ラケットを使うスポーツなど体重の負荷がかかる運動は骨の成長を刺激し、骨を丈夫に保つため、骨粗しょう症を予防できる。

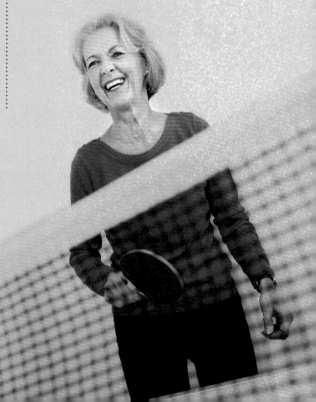

活動的な生活を送ることで、更年期に伴う筋肉の減少やおなかまわりの脂肪を予防できる。

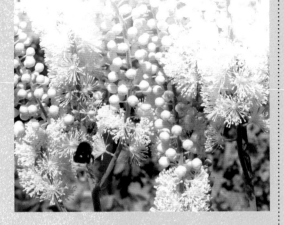

ブラックコホシュなどを用いるハーブ療法は、医療のように安全性に関するデータが存在しないため、必ず医師のアドバイスを受けながら行うこと。

♥ ハーブ療法

セイヨウニンジンボク、ブラックコホシュ、セージ、アカツメクサ、朝鮮人参などのハーブは、どれもホットフラッシュや情緒不安定などの更年期障害の症状を軽減する治療薬として使えることが証明されている。中には有効性を示す証拠があいまいなハーブもあり、また効果には個人差があるが、天然の治療薬を求める声は高まり続けている。

♥ 民間療法

更年期障害への関心は更年期治療産業の急成長をもたらしたが、中にはまともとはいえないものもある。たとえば、磁気発生装置を下着に取り付けるような治療法に、実際に効果があるかどうか明確な証拠はない。ほかにも、植物由来の化合物から抽出したフィトエストロゲン（植物性エストロゲン）で不足するエストロゲンを補おうとする治療法もあり、こちらは更年期障害の症状を軽減できる可能性がある。また、プリムローズオイルがホットフラッシュや腟の乾燥、情緒不安定などの症状を軽くするともいわれている。

ホットフラッシュには鍼治療が効くともいわれるが、2016年にオーストラリアで行われた大規模な研究では、本物の鍼を使った鍼治療と偽鍼を使った偽鍼治療の間に効果の違いはないことが示された。ヨガや瞑想、認知行動療法には、ホットフラッシュや不安をはじめとする症状に対処できることを示すエビデンスが存在する。

♥ ホルモン補充療法（HRT）

ほとんどの女性にとって、短期間のホルモン補充療法（HRT）はリスクよりもメリットのほうが大きい。ただし、長期（3年以上）にわたってHRTを行うと、乳がんや血栓症、脳卒中のリスクがわずかに高まる。

男性にもテストステロン補充療法が行われる場合があるが、効果や安全性については賛否が分かれている。一般的に、男性更年期は、女性の更年期ほど大変だとは見なされない。年を取っても、数値に出るほどはっきりとテストステロンが減少しない男性もいる。また、ホルモンの量と作用の関係も単純ではない。

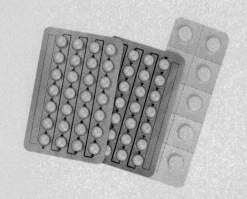

ホルモン補充療法（HRT）では、女性ホルモンのエストロゲンとプロゲステロンを配合した薬を服用する。これらのホルモンを体に補うことで、更年期障害の症状を軽減する。皮膚に貼るパッチや塗り薬などもある。

睡眠

　体のリズムの多くは、24時間周期の概日リズムに従っており、睡眠も例外ではない。体がいつ、どのように眠るかを主に決めているのは、体のサイクルと連動して自然の目覚まし時計のような働きをするホルモンだ。このリズムが崩れると、日中はぼんやりしがちになり、夜はなかなか眠れなくなる。代謝をつかさどるいくつかのホルモンは大部分が夜間に作られるため、夜ぐっすり眠ることはホルモンバランスを整え、心身の健康を改善することにもつながる。

98　睡眠の重要性

100　睡眠に関わるホルモン

102　メラトニン

103　睡眠と健康

104　ホルモンバランスによる影響

105　健やかな毎日を送るために

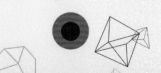

睡眠の重要性

健康を保つうえで、睡眠は食事や運動と同じくらい重要だ。メラトニンやコルチゾールなど、いくつかのホルモンは私たちが眠りにつき、途中で目覚めることなく、起きるべき時間に目を覚ますために重要な役割を担っている。ゆっくり睡眠を取ることは、体の健康維持だけでなく、脳の機能や精神的な安定などの心の健康を保つためにも役立ち、さらに体の成長と修復を助ける。

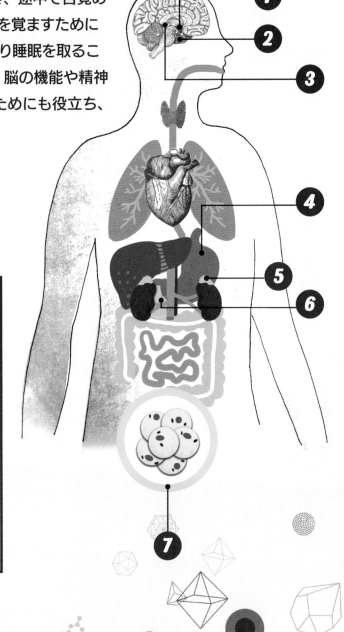

主なホルモンと産生部位

❶ 視床下部
バソプレシン（抗利尿ホルモン、ADH）
オキシトシン

❷ 下垂体
成長ホルモン（GH）
プロラクチン

❸ 松果体
メラトニン

❹ 胃
グレリン

❺ 副腎
アルドステロン
コルチゾール

❻ 膵臓
インスリン

❼ 脂肪組織
レプチン

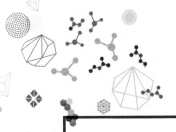

年齢層	推奨される睡眠時間	
新生児（0〜3カ月）	14〜17時間	
乳児（4〜11カ月）	12〜15時間	
幼児（1〜2歳）	11〜14時間	
就学前児童（3〜5歳）	10〜13時間	
学童（6〜13歳）	9〜11時間	
10代の若者（14〜17歳）	8〜10時間	
青年（18〜25歳）	7〜9時間	
成人（26〜64歳）	7〜9時間	
高齢者（65歳以上）	7〜8時間	

睡眠不足（1日5時間未満）は、Ⅱ型糖尿病、心臓発作、脳卒中、甲状腺疾患、うつ、認知症のリスクを高めるといわれている。

睡眠はなぜ必要か

　私たちは人生のおよそ3分の1を眠って過ごす。体と心を回復させるには、それだけの睡眠時間が必要なのだ。眠っている間に、私たちの筋肉は成長し、組織は修復され、ホルモンが作られる。ぐっすり眠れなかったり、睡眠時間が足りなかったりすることが原因で、心や体の病気が起こることも分かっている。また、睡眠不足は肥満のリスク因子でもある。睡眠を十分に取ったあとでは、記憶力が必要な作業をよくこなし、ミスも少なくなることが研究で示されている。

何時間眠る？

　必要な睡眠時間は個人差があり、年齢によっても変化する。たとえば、子ども時代には長い睡眠が必要だが、成人には1日あたり7〜9時間程度の睡眠が推奨される。睡眠が健康や心の安定に及ぼす影響は、睡眠時間が大幅に短くなるほど顕著になる。その理由ははっきりしていないが、代謝が乱れるせいではないかと考えられている。ホルモンについていえば、睡眠不足になると、糖代謝に異常が生じたり（インスリンと糖尿病）、血圧が上昇したり（バソプレシン）、甲状腺の機能が低下したりする（甲状腺ホルモン）。

　同様に、夜の睡眠時間が長過ぎる（9時間以上）場合も、脳卒中などの心臓や血管の病気のリスクが上昇する、記憶力や論理的思考力など認知能力の低下を招くといった悪影響があると考えられている。睡眠時間が異常に長い場合は、何らかの健康上の問題が隠れていることもある。

睡眠に関わるホルモン

ホルモンが睡眠パターンに与える影響は、ホルモンの種類によって異なる。多くの人の体内では、24時間のサイクルでホルモンが作られ、成長ホルモンやオキシトシンなど必要不可欠なホルモンは夜にピークを迎える。

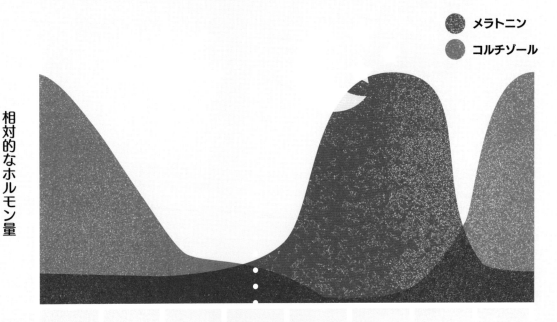

● メラトニン

● コルチゾール

相対的なホルモン量

9：00　12：00　15：00　18：00　21：00　24：00　3：00　6：00　9：00

時間（24時間）

メラトニン

　睡眠ホルモンとして広く知られるメラトニンは、睡眠・覚醒サイクルの決定と密接に関わっている。松果体で作られるメラトニンは、眠る時間が来たことを脳に教える。ストレスホルモンのコルチゾールは、朝に多く、夕方から夜にかけて減っていくのが理想的なパターンだ。コルチゾールと入れ替わりにメラトニンの作用が高まり、1日の終わりが近づくと自然に眠気を感じるようになる。夜明けとともにコルチゾールの分泌はピークを迎えて、私たちを目覚めさせ、活動能力を高め、食欲のスイッチを入れる。

メラトニンとコルチゾールは周期的に入れ替わりながら、私たちの睡眠パターンと活動レベルのバランスを調節している。

眠っている間に分泌されるホルモン

睡眠は、以下のようなホルモンの分泌を調節する。

成長ホルモン（46ページ参照）の分泌は夜中にピークを迎える。このホルモンは成長と組織の修復に欠かせないため、たくさん眠らないと強く、大きくなれないことを子どもたちにしっかり教えたほうがいい。特に成長期のティーンエイジャーには大切なことだ。

バソプレシンは睡眠中に分泌量が増える。抗利尿ホルモン（ADH：56ページ参照）とも呼ばれるバソプレシンのおかげで尿量が抑えられ、さらにアルドステロン（55ページ参照）の作用も重なり、夜中に何度もトイレに通わずにすむ。内分泌系が十分に発達していない子どもの場合、バソプレシン不足がおねしょの原因になっていることもある。

インスリン（142ページ参照）は、レプチン（128ページ参照）やグレリン（130ページ参照）のように、食事や代謝（特に血糖値のコントロール）に関係している。私たちが目覚めたときに空腹を感じるように、睡眠中はインスリンの分泌がコントロールされる。

オキシトシンの分泌は、眠りについてから5時間後

> 男女を問わず、
> 睡眠不足はテストステロン
> の産生を抑えるため、
> 性欲が低下する。男性では、
> 妊娠させる能力の低下に
> つながることもある

メラトニン大活躍

メラトニンの並外れた能力の1つに、体内の多数の細胞に作用を及ぼすことが挙げられる。実験では、メラトニンががん細胞の成長を抑制することが示された。脳内では（アルツハイマー病などの病気による）ダメージから神経細胞を守る作用がある。季節性感情障害（SAD）におけるメラトニンの役割についても、研究が進められている。季節性感情障害はうつ病の一種で、季節の移り変わりとともに症状が現れ、日照時間の短い冬季に発症することが多い。治療には、高照度光療法が用いられる。自然光に近い高照度の光を30分から1時間浴びて、夜が長い冬の季節の日光不足を補うのだ。光を浴びることでメラトニンとセロトニンの分泌が盛んになり、睡眠パターンが改善されて、気分の落ち込みも大幅に解消される。

にピークに達する。オキシトシンは出産や母乳の分泌、社会的行動に関わるホルモンで、「抱擁ホルモン」とも呼ばれる。また、ストレスを和らげて、眠りに入りやすくする効果もある。オキシトシンは夢に影響を与えることもあり、起きている間の社会的交流に関わる役目とも関連がありそうだ。

プロラクチンには、母乳の分泌や代謝、免疫系の調節など300種類以上の作用がある。日中より睡眠中のほうが分泌量は多い。

男性では、1日に分泌されるテストステロンのほとんどが睡眠中に出される。テストステロン濃度が低下すると、途中で目が覚めたり、閉塞性睡眠時無呼吸症候群を起こしたりすることもある。女性では、プロゲステロンに睡眠を促す神経伝達物質のGABA（γ-アミノ酪酸）の産生を高める作用がある。

メラトニン

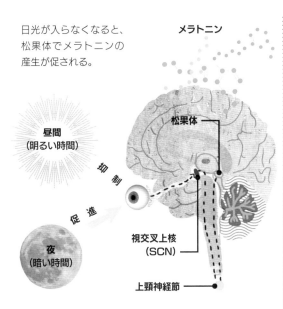

日光が入らなくなると、松果体でメラトニンの産生が促される。

メラトニン

松果体

昼間
（明るい時間）

抑制

促進

夜
（暗い時間）

視交叉上核
（SCN）

上頸神経節

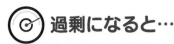

過剰になると…

メラトニンの分泌量は個人差が大きく、正常な範囲であれば健康に問題はないと考えられている。ただし、サプリメント摂取でメラトニンが急激に増えると（104ページ参照）、眠気や深部体温の低下を招く。大量に摂取すると、生殖系に悪影響を及ぼす恐れもある。

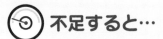

不足すると…

メラトニンの産生が低下しても、睡眠不足や季節性感情障害（SAD）の可能性以外は、健康への影響はないと考えられている。

産生部位

メラトニンは、脳の奥深くに位置する豆粒ほどの大きさの松果体で作られる。松果体の変わっている点は、血液中を循環する物質に反応するのではなく、神経からの刺激を受けてメラトニンの分泌を調節するところだ。自然光を浴びて目の奥の神経が刺激されると、松果体にメラトニンの産生を抑えるように信号が送られる。夜は自然光に反応する神経信号が送られないため、メラトニンの産生が促される。

構造

アミノ酸のトリプトファンから作られるメラトニンはアミンホルモン（17ページ参照）に分類される。

作用

夜間のメラトニンの産生は、睡眠をコントロールし、概日リズムを整える。多くの動物は、繁殖の季節を知るときにもメラトニンのリズムに頼っている。人間のメラトニンの受容体は全身の細胞にあり、記憶の形成、卵巣の機能、骨の成長、抗炎症作用、がんの抑制、うつの予防、抗酸化作用といった幅広い役割を担っている。

合成・分泌

目に光が入ると、体内時計をつかさどる視交叉上核から松果体に情報が伝わる。そのため、メラトニンの産生は季節によって変化する。たとえば、夜が短い北半球の夏は、メラトニンを産生できる時間が短くなる。体内のメラトニン分泌は生後3〜4カ月頃から始まる。これは、ちょうど赤ちゃんが夜眠る時間が長くなってくる時期だ。10代の若者でも睡眠と覚醒のサイクルがややずれる。これは、成人よりもメラトニンが作られる量が多く、時間帯も遅くなることが原因だ。

睡眠と健康

睡眠や健康とホルモンの間には、密接な関係がある。体の回復と修復は眠っている間に行われるため、良質な睡眠を取れば、見た目も心も元気になり、より能力を発揮できる。ホルモンと睡眠の関係を理解すれば、よりよい睡眠と心身の健康を手に入れられるかもしれない。

睡眠不足

　睡眠不足は健康や人間関係、身体能力、精神力に影響する。脂肪や糖分がたくさん入ったものが食べたくなり、空腹や食欲をつかさどるホルモンの分泌も変化するため、体重が増えることもある。睡眠不足は性欲を低下させる恐れや、病気のリスクを高めてしまう恐れもある（99ページ参照）。

　概日リズム、つまりメラトニンが重要な役割を果たす睡眠・覚醒サイクルがバランスよく一定に保たれれば、睡眠だけでなく免疫系の働きにも影響が現れる。睡眠は体の免疫系が活発に働き、ただの風邪からがんまで、さまざまな病気と闘う時間でもある。

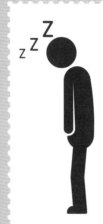

ナルコレプシー（居眠り病）

　これは日中に突然強い眠気に襲われて眠り込んでしまう病気だが、ホルモンが原因ではない。主な原因は睡眠パターンをつかさどる神経伝達物質、オレキシンの不足だ。

睡眠不足の人が睡眠時間を1時間増やすと、1年で体重を5kg落とすことができると推定されている。

睡眠が十分	睡眠が不十分
グレリンが減少 食欲は正常	**グレリンが増加** 空腹を感じる
レプチンが増加 食後に満腹感が得られる	**レプチンが減少** 食後も満腹感が得られない

睡眠と体重──自然のバランス

　夜更かしをして、ワインを飲みながら皿に山盛りのポテトチップスを食べれば、摂取カロリーが増えて太るのは当然だ。しかし、それとは別に、睡眠と体重にはもう少し複雑な関係がある。睡眠を十分に取れば、食欲や満腹感に関わるホルモンのバランスを整えることができる。つまり、たっぷり寝るだけで痩せられるかもしれないということだ。普段より何時間か睡眠時間が短いと、食欲を抑えるホルモンであるレプチン（128ページ参照）が減り、逆に食欲を増進するグレリン（130ページ参照）が増える。その結果、普段よりもたくさんの量を食べたくなるのだ。

ホルモンバランスによる影響

ホルモンをバランスのよい状態に保てれば理想的だが、そうはいかないときもある。ここでは、ホルモンが過剰になったり、大幅に不足したりしたときにどんなことが起こるのかを、具体的に見ていこう。

女性ホルモンと睡眠

女性の月経周期が睡眠に影響することもある。たとえば、プロゲステロンの急激な減少といった月経直前のホルモンの変化は、体温のコントロールに影響し、夢を見るレム睡眠（急速眼球運動を伴う睡眠）の時間が短くなる。

プロゲステロン濃度が高い状態が続く妊娠中は、日中に強い眠気を感じやすくなる。特に最初の3カ月間はその傾向が強い。更年期に入ってホルモン、特にエストロゲンの量が減少すると、ホットフラッシュや寝汗による不快感で睡眠を妨げられることもある。

男性ホルモンと睡眠

テストステロンは睡眠中に最高レベルに達する。年を取るとテストステロンの分泌が減少するのは、睡眠時間の減少や睡眠パターンの変化と関係があると考えられている。

メラトニンのサプリメント

昼間に外に出て日光を浴びれば、夜にメラトニンの産生が促されるが、メラトニンの量を最適に保つために特別な助けが必要なこともある。

錠剤の合成メラトニンのサプリメントは、医療機関で処方される国もあるが、日本では販売されていない。メラトニンサプリメントは不眠症（およびそのほかの睡眠障害）の治療や、夜勤のときの睡眠リズムの調整や、旅行者の時差ぼけ対策に使用される（102ページ「過剰になると…」参照）。また、必要な光が目に入らず、目と松果体を結ぶホルモン産生経路が刺激されない視覚障害者が昼夜のサイクルを作るために有効な場合もある。

宇宙飛行士の悩み

宇宙では通常の昼夜のサイクルが存在しないため、宇宙飛行士は独特の睡眠障害と直面する。地球を周回していると、太陽は90分おきに昇っては沈むため、睡眠ホルモンであるメラトニンの産生が進まない。2018年の報告書では、この問題は医学研究の最先端領域になりつつあると結論づけている。宇宙飛行士の心と体の健康を改善するために、睡眠薬やメラトニンサプリメント、高照度光療法、無重力下での睡眠環境の改善など、多数のアプローチが提案されている。これらの研究が進み、いずれは地球の住人の睡眠の改善にもつながることが期待される。

目の色の違い

概日リズムが整うには、環境や遺伝子など、多くの要因が作用する。目の色もその1つだ。2007年の研究で、光を浴びることで誘発されるメラトニンの抑制は、目の色が濃い人よりも、目の色が薄い人のほうが影響を受けやすいことが示された。つまり、光に対する反応性は、ある程度までは目の色の違い（色素沈着）によって決まることが示されたわけだ。この事実が睡眠の質とどう関わってくるのか、現時点では定かではない。だが、この発見は、北半球の高緯度地域で日照量が少ないことと、そこに暮らす人々の肌と目の色が薄いことの関連性に関係があると思われる。

健やかな毎日を送るために

ホルモンは大切な睡眠をコントロールし、睡眠は重要なホルモンをコントロールする。ホルモンと睡眠の関係に関する研究はいまだ途上だが、推奨される7〜9時間の睡眠を取ることで、健康状態が見違えるように変わるかもしれない。若い頃から健康的な睡眠パターンを確立できていれば、なおさらだ。

♥ 食事

必須アミノ酸の一種であるトリプトファンは、体内でタンパク質を作るために使われる。これは睡眠ホルモンのメラトニン（および幸せホルモンのセロトニン、111ページ参照）の主成分でもあるため、食事でトリプトファンをたっぷり取れば、入眠がスムーズになるはずだ。眠りを誘う食べ物といえば七面鳥が有名だが、チーズ、豆腐などの大豆製品、カツオやマグロ、卵にもトリプトファンが豊富に含まれる。バナナをはじめとして、果物や野菜にもトリプトファンを含んでいるものが多い。

トリプトファンは体内で作り出すことができないため、食事で摂取する必要がある。

♥ 腸内細菌による睡眠への影響

ラットを使った2017年の研究で、腸内に生息する善玉菌を増やすような餌（野菜など）をラットに与えると、睡眠の質が向上する可能性が示された。そのメカニズムや人間における影響については、今なお研究中だ。しかし、腸内の善玉菌は腸内の神経を直接刺激し、脳に作用する神経伝達物質を産生して、脳の働き、つまり睡眠にも影響することが分かっている。

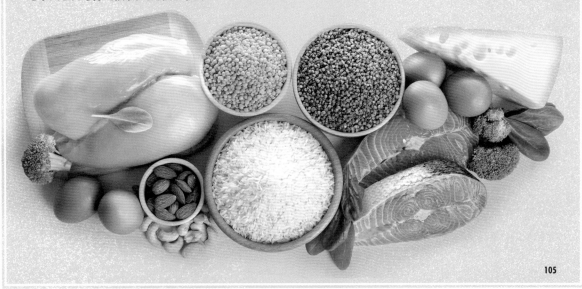

♥ ビタミンD

太陽の光を浴びると概日リズムを保つ効果があるのはもちろんだが、ビタミンD欠乏症（48ページ参照）も睡眠障害に関係があることが研究によって示されている。日光を浴びる機会が少なければ、ビタミンDのサプリメントが必要になることもある。

♥ 運動とストレス💣

リラックスした状態でベッドに入れるようにするために、寝る前の決まりごとを作るとよい（テレビやスマホの画面を見ない、温かいお風呂に入るかシャワーを浴びる、たっぷりミルクが入った飲み物を飲む、就寝時間を決める、夜は照明を暗く室温を低めにする、など）。

ストレスや運動も睡眠に影響する。たいていの場合、運動は健康増進に役立ち、体が疲れてよく眠れるようになる。だが、あまりに激しい運動や、夜遅い時間の運動は避けたほうがよい。寝る前に激しい運動をすると、アドレナリン（113ページ参照）などのホルモンレベルが上昇し、眠る準備に入ろうとしていた体

体温が下がると眠りにつきやすくなるが、メラトニンの分泌はそのような体温のわずかな低下と関係があると考えられている。ベッドに入る前の温かいお風呂やシャワーはリラックスできるのはもちろんだが、効果はそれだけではない。そのあとでベッドに入ると急速に体温が下がるため、メラトニンの分泌が促されて入眠がスムーズになる。

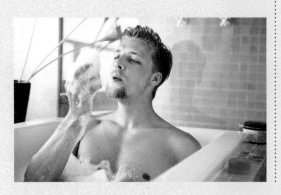

睡眠不足のコスト

夜に十分な睡眠が取れていないことによるコストは高くつく。推奨されている8時間の睡眠が取れるようになれば、多くの国の生産性が2%上昇する可能性があると推定されている。これは、英国の年間GDP（国内総生産）を400億ポンド（約6兆円）、米国のGDPを2260億ドル（約25兆円）程度押し上げることに相当する。

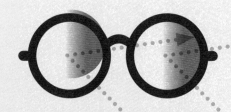

ブルーライトカット眼鏡をかけると、夕方から夜にかけてのメラトニン分泌量が増え、睡眠の質が改善されることが研究で示されている。

を警戒させ、活動に備えさせる。同様に、不眠症患者は夜間にストレスホルモンのコルチゾール（115ページ参照）の濃度が異常に高くなることが分かっている。

💣 電子機器

近年、子どもや若者の睡眠障害が急激に増えている原因は、電子機器やソーシャルメディアにあるかもしれない。刺激や、場合によっては睡眠を妨害する効果があることが理由の1つだが、さらに別の技術的な要因もある。電子機器から放出されるブルーライトは、脳に昼間だと勘違いさせ、メラトニンの産生を抑えて、入眠を妨げる。

これらの機器から出るブルーライトは距離が近いことも問題で、スマートフォンやタブレットやノートパソコンは電球やテレビよりもリスクが大きいと考えられる。画面から出るブルーライトをカットする眼

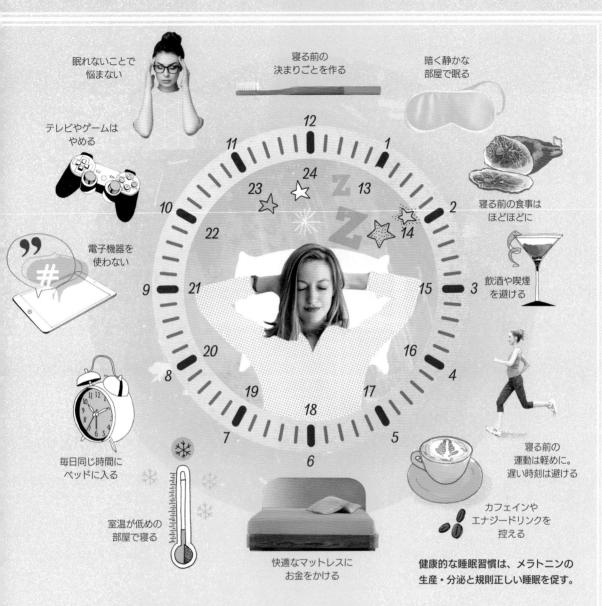

眠れないことで
悩まない

寝る前の
決まりごとを作る

暗く静かな
部屋で眠る

テレビやゲームは
やめる

寝る前の食事は
ほどほどに

電子機器を
使わない

飲酒や喫煙
を避ける

毎日同じ時間に
ベッドに入る

寝る前の
運動は軽めに。
遅い時刻は避ける

室温が低めの
部屋で寝る

快適なマットレスに
お金をかける

カフェインや
エナジードリンクを
控える

健康的な睡眠習慣は、メラトニンの
生産・分泌と規則正しい睡眠を促す。

鏡なども現在は市販されている。しかし、ベッドに入る前の1〜2時間は画面を見ないで過ごすことが、おそらくは最善の方法だろう。

🎳 概日リズムと病気

　体内時計とずれた時間でいつも生活している人々（シフト勤務の労働者、飛行機のパイロット、医療従事者など）は、うつや心臓病などを患い、心と体の健康を害するリスクが高い。体内時計をリセットするために、メラトニンサプリメントや光療法が使われることもある。さらに、脳内で作用する小分子である神経ペプチドの研究も進んでいる。神経ペプチドが視交叉上核に作用し、概日リズムにも影響するかもしれないと考えられている。

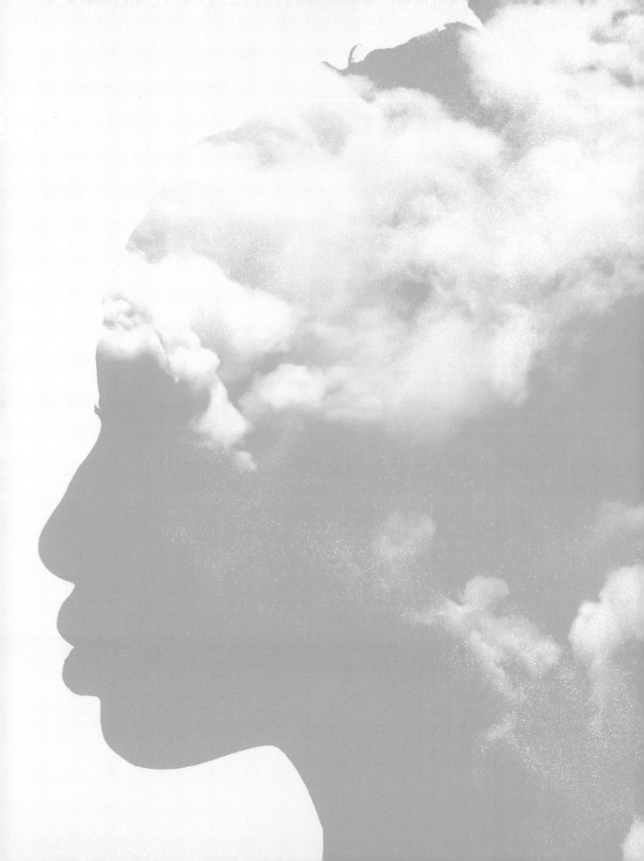

脳の機能と感情

　ホルモンは脳でも、体内のほかの部位でも作られ、脳の機能や私たちの感情をつかさどる。私たちの気分や行動はホルモンに左右されるため、心の健康を維持するためには、ホルモンが脳に与える影響を知ることが重要だ。うれしいとき、落ち込んでいるとき、安心しているとき、不安なとき、ストレスや痛みを感じるとき、私たちがそれらの感覚をどのように体験し、どのように反応するかに関して、ホルモンは大きな役割を果たしている。

110　ホルモンはどのように脳に働きかけるか

115　コルチゾール

116　ホルモンバランスによる影響

120　健やかな毎日を送るために

ホルモンはどのように脳に働きかけるか

ホルモンの分泌は、体内で起こっていることだけでなく、ストレスを感じる状況や人間関係、熱いものに触ったり、ネコをなでたりといった体の外側の世界の影響も受ける。私たちの感覚と、神経系へのフィードバックがホルモンの分泌を促し、そしてそれが脳に作用し、気分に影響を与える。

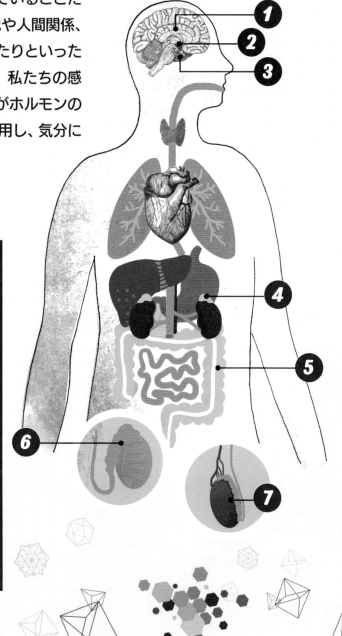

主なホルモンと産生（分泌）部位

❶ 脳と中枢神経系
ドーパミン
セロトニン
エンドルフィン
エンケファリン

❷ 視床下部
副腎皮質刺激ホルモン放出ホルモン（CRH）

❸ 下垂体
プロラクチン
オキシトシン
副腎皮質刺激ホルモン（ACTH）

❹ 副腎
プロゲステロン
コルチゾール
アドレナリン
ノルアドレナリン
エンケファリン

❺ 腸
セロトニン

❻ 女性：卵巣
エストロゲン
プロゲステロン

❼ 男性：精巣
テストステロン

幸せを呼ぶホルモン

人間の五感（視覚、聴覚、嗅覚、味覚、触覚）のいずれかが刺激されると、脳や神経系でペプチド神経伝達物質（113ページ参照）が放出される。神経伝達物質の影響が直接及ぶ範囲は、刺激を受けた部位周辺の神経や組織に限定されるが、それがきっかけとなって嫌なにおいや不快な騒音から遠ざかるなどの反応が生まれる。しかしながら、これらのペプチド神経伝達物質が、血中に放出されるとホルモンになる。このような神経系と内分泌系のつながりは健康にとって非常に重要であり、神経内分泌学（162ページ参照）という研究分野までできているほどだ。

このような小さな分子の神経伝達物質型ホルモンの有名な例としては、ドーパミン、エンドルフィン、セロトニンがある。

ドーパミンは、快楽や報酬と関係している脳の前頭前野で放出される。多くの神経伝達物質と同様に、ドーパミンも複数の作用を持ち、動作をコントロールしたり、注意力を高めたり、母乳の分泌を抑えるホルモンのプロラクチンを抑制したりする働きがある。ただし、ドーパミンにはマイナス面もある。アルコールや喫煙、ギャンブルやドラッグを求める衝動や、中毒性のある「快楽」と結びついている点だ。

エンドルフィンは、多幸感をもたらすペプチドホルモンで、長時間走ったあとに感じる「ランナーズハイ」を引き起こすのもこのホルモンだ。鎮痛剤モルヒネと物質の構造が似ているので、エンドルフィンと鎮痛剤モルヒネは体内の細胞の同じ受容体に結合する。そのため、エンドルフィンは前向きな気持ちをもたらすだけでなく、鎮痛・鎮静作用もあり、痛みの感覚を消してくれる。

セロトニンは、気分を落ち着かせる作用があることが知られているが、食欲を抑える効果もあり、睡眠や記憶の処理にも関わっている。セロトニン濃度が低下すると、うつや不安神経症になることもある。これらの病気の治療には、フルオキセチン（商品名プロザック）などの選択的セロトニン再取り込み阻害薬（SSRI）と呼ばれる薬が使われることもある。SSRIには脳の神経細胞が放出したセロトニンを再び吸収しないようにブロックする作用がある。そうすることで、セロトニンの効果が持続し、脳細胞間の情報伝達が改善される。脳が十分なセロトニンを確保することで、やがて気分が明るくなり、うつ症状が軽くなる。

ホルモンは、体内でそれぞれの役割に応じて私たちの感情や行動を引き起こす。アドレナリンは緊急時に私たちがすばやく行動に移れるように作用し、オキシトシンやエンドルフィンは私たちを落ち着かせ、社会的な結びつきを強めてくれる。

アドレナリン
闘争・逃走反応ホルモン
筋肉を緊張させる
手足にエネルギーを送る
痛みの感覚を鋭くする

オキシトシン、エンドルフィン
社会的な結びつきを形成する
愛情ホルモン
筋肉をリラックスさせる
出産時に子宮を収縮させる
痛みの感覚を鈍くする

ストレスホルモン

　ストレスとは、私たちの体や心の安定が乱されるようなあらゆる状況と定義される。日常生活では、仕事のプレッシャー、経済的な不安、試験や評価、社会的なプレッシャー、長期にわたる健康への不安などが当てはまるかもしれない。より急性のストレスが発生し、心に傷が残るような出来事としては、交通事故、手術、死別などがある。ストレスに関係する主なホルモンはコルチゾールとアドレナリンで、ノルアドレナリンも一緒に作用する。アドレナリンとノルアドレナリンの構造はほぼ同じだが、炭素分子1個だけが違っている。

ストレスホルモンは、強いストレスを感じる出来事に対応できるよう体に準備をさせる。

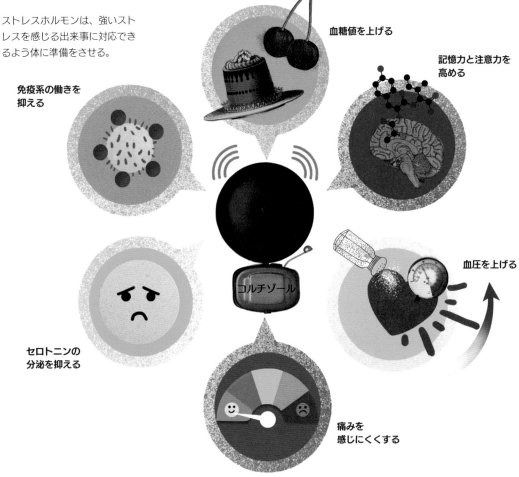

血糖値を上げる

記憶力と注意力を高める

免疫系の働きを抑える

血圧を上げる

コルチゾール

セロトニンの分泌を抑える

痛みを感じにくくする

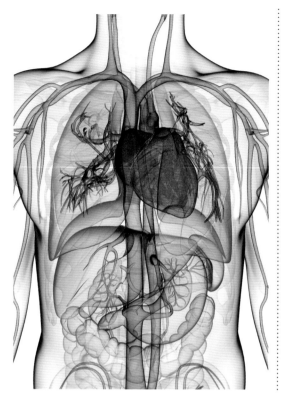

強いストレスを感じる状況になると、心拍数が上がり、血流量が増えてより多くの酸素と栄養素が筋肉に送り込まれ、体が行動するための準備が整う。

　ノルアドレナリンは、心血管系の神経の主要な神経伝達物質であり、血圧をコントロールする薬としても使われる。また、ノルアドレナリンはストレスに反応してアドレナリンと一緒に副腎から分泌され、ホルモンとして作用する。

　アドレナリンは副腎で分泌される主要ホルモンだが、脳では神経伝達物質として作用する。急性のストレスがかかる状況で放出されるこの闘争・逃走反応のホルモンは、非常に効果が強いが、短時間で消失する。目の前の危険が過ぎ去ると、血中のアドレナリンは完全に不活性化され、みなぎっていたエネルギーと気力も瞬く間に消え失せる。

　コルチゾールは、時間帯によって量が変化しながらも、常に体内に存在する。コルチゾールにはさまざまなプラスの効果とマイナスの効果がある（115ページ参照。）

ホルモンが神経伝達物質になる？

　神経系は化学信号を送るために神経伝達物質を使用するが、内分泌系ではホルモンが使用される。神経伝達物質とホルモンの基本的な違いは、情報の伝達方法にある。神経伝達物質は脳内（および神経系）の神経細胞の接合部分であるシナプスを通って受け渡されるが、ホルモンは血流にのって全身をめぐる。このように違いははっきりしているのだが、セロトニンなどの分子は脳内では神経伝達物質として気分をコントロールし、腸内ではホルモンとして食欲をコントロールしている。

セロトニンの三次元分子構造。ホルモン分子は球で、分子間結合は棒で表している。

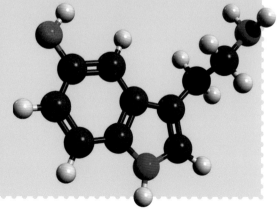

性ホルモン

　性ホルモンのエストロゲン、プロゲステロン、テストステロンは、脳内の神経細胞を守り、直接これらに作用する。性ホルモンは記憶力や認知能力の低下を防ぎ、認知症の発症や進行を抑えることに大きく貢献している。特定の性ホルモンには、ほかにも有益な役割がある。

　テストステロンは、頭の冴えや回転を維持するために重要だが、性別に関係なく攻撃的な行動に関わっている場合もある。ただし、日本のラグビー選手を対象に行われた2017年の研究では、全員のテストステロン濃度が高かったにもかかわらず、相関はそれほど単純でないことが示された。チーム内の序列が高い選手のテストステロンの量が多いと、自分の立場を笠に着ることが増えるようだ。逆に、序列の低い選手は、テストステロンが多くても、戦略的にチーム内で低い地位に甘んじる傾向がある。この研究成果を発表した研究者たちは、テストステロンには男性に社会的な力関係における自らの立場を意識させる作用があるのかもしれないと指摘している。

　プロゲステロンは、脳が外傷を負った場合に脳の腫れを抑えることで、脳の認知機能を保護する。また、プロゲステロンには心を落ち着かせる効果もあり、妊娠後期に分泌量が増えると幸福感を得られる。逆に、出産後はプロゲステロンが急激に減少するため、ホルモンの変化に体がついていけず、産後うつを起こすことがある。

　更年期に入ってエストロゲンが減少すると、脳や神経系もその影響を受けるために、情緒不安定、記憶力や集中力の低下、イライラ、不安などの症状が現れるとされている。

　エストロゲンとプロゲステロンは、母親と生まれたばかりの赤ちゃんの絆の形成にも役立つが、その効果はオキシトシンには及ばない。

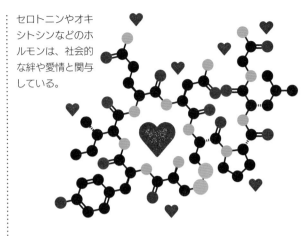

セロトニンやオキシトシンなどのホルモンは、社会的な絆や愛情と関与している。

社会性ホルモン

　オキシトシンは、性交中や出産時に下垂体から放出される。オキシトシンには、母乳の分泌を促す効果がある。「愛情ホルモン」「抱擁ホルモン」の役目を担うオキシトシンは、信頼感や共感を高める（101ページ参照）。私たちが誰かを抱きしめたり、心地よく触れ合ったり、ペットをなでたりしたとき、体内でオキシトシンが分泌される。ただし、オキシトシンのサプリメントには注意が必要だ。サプリメントの力で相手を誘惑できることは証明されていないし、仲を深めるための努力をするほうが効果的かもしれない。2005年に発表されたある研究では、信頼感を問うゲームが使われた。プレーヤーはペアになり、1人がお金を投資する役を担当する。オキシトシンを投与されたプレーヤーは、手元に入った金を全額ペアの相手に渡す傾向が見られた。これは、オキシトシンによって信頼感が高まった結果のように思われる。

　プロラクチンもまた下垂体から放出され、オキシトシンと同様、育児中の母親の母乳分泌を促すだけでなく、母親と赤ちゃんの絆の形成を助ける。さらに、免疫系を整え、不安や抑うつ行動を軽減する効果もある。オキシトシンと同じく、プロラクチンの低下は産後うつに関与するとされている。

コルチゾール

産生部位

　副腎で作られるコルチゾールは、血液中に放出され、体のあちこちに運ばれる。一瞬のうちに放出されるアドレナリンとは異なり、コルチゾールの分泌は刺激を受けてから数分程度かかる。

構造

　ヒドロコルチゾンと呼ばれることもあるコルチゾールは、ステロイドホルモンの一種で、糖質コルチコイドに分類される。

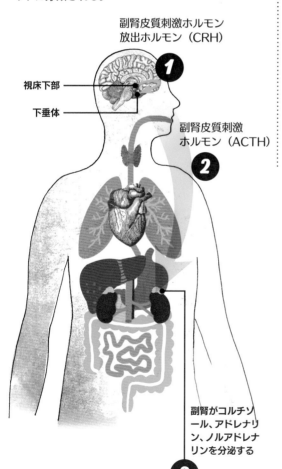

副腎皮質刺激ホルモン
放出ホルモン（CRH）

❶

視床下部

下垂体

副腎皮質刺激
ホルモン（ACTH）

❷

副腎がコルチゾール、アドレナリン、ノルアドレナリンを分泌する

❸

作用

　コルチゾールの受容体は、体内のほぼすべての細胞に備わっており、血糖値の調節や抗炎症作用など、部位によって異なる効果を発揮する。強いストレスがかかる状況では、脳の視床下部が❶副腎皮質刺激ホルモン放出ホルモン（CRH）の分泌を促し、下垂体から❷副腎皮質刺激ホルモン（ACTH）が放出される。このホルモンの刺激を受けて、副腎から❸ストレスホルモンのコルチゾール、アドレナリン、ノルアドレナリンが分泌される。

合成・分泌

　コルチゾールの分泌を制御するのは、視床下部ー下垂体ー副腎（HPA）軸だ。この系のおかげで、強いストレスを感じると体がすばやく反応し、すぐにもとの状態に戻ることができる。視床下部はフィードバックループ（28ページ参照）によってコルチゾールの産生を調節し、必要に応じて減少または増加させるための指令を出している。

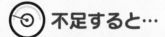 過剰になると…

長期間にわたって大量のコルチゾールが分泌され続けると、さまざまな健康問題が引き起こされる（117ページ参照）。

不足すると…

コルチゾールが不足するのはまれだが、アジソン病などにより副腎の機能が低下し、不足することがある。その場合は、めまい（特に立ちくらみ）、体重減少、筋力低下、情緒不安定、皮膚の部分的な黒ずみなどの症状が現れる。

ホルモンバランスによる影響

行動や気分、愛着などを左右するホルモンは、生涯を通して私たちの日常に影響を与える。その作用のいくつかは慢性的なストレスやうつなどの困難をもたらすことがある。一方、恋に落ちるといった体験から、これらのホルモンの力や相互作用を知ることもできる。

うつ

　女性は男性に比べてうつを発症する割合が高いが、これは特に月経前、妊娠中、更年期のホルモンの変化と強い相関がある。つまり、女性ホルモンの揺らぎがうつ発症の要因の1つとなっている可能性があるわけだ。

　うつの原因には、生物学的なものもあればそれ以外の場合もあり、いくつもの要因が複雑にからみ合っている。女性の中には、特にホルモンの揺らぎに影響を受けやすい人もいる。しかし、最近の研究によって卵巣ホルモンの変動（特にエストロゲンの減少）は、男性のテストステロン減少と同様に、女性に影響を与える要因である可能性を裏づける証拠が見つかった。性ホルモンの作用を理解することは、男女を問わず、今後のうつの研究に役立つかもしれない。たとえば、2015年の研究では、脳内のエストロゲン受容体に特異的に結合する分子が見つかり、うつを予防できる可能性が示された。

　甲状腺疾患の患者はうつを発症しやすい傾向があり、ということは、うつを発症した人は何らかの軽度の甲状腺異常を併発している可能性がある。甲状腺ホルモンは、過剰になっても、不足しても、うつにかかりやすくなるが、ほとんどは適切な甲状腺治療薬の投与によって回復できる。

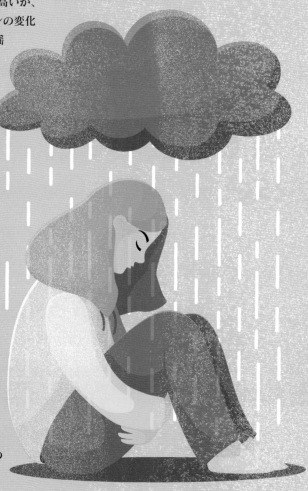

女性は男性よりもうつ病にかかる割合が2倍近く高い。

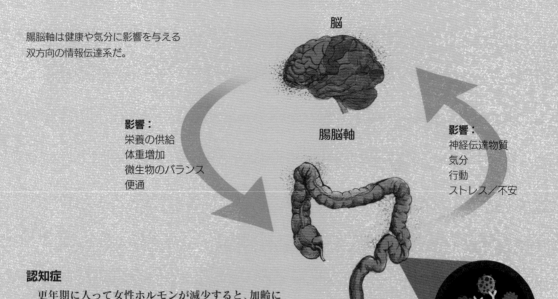

腸脳軸は健康や気分に影響を与える
双方向の情報伝達系だ。

脳

腸脳軸

影響：
栄養の供給
体重増加
微生物のバランス
便通

影響：
神経伝達物質
気分
行動
ストレス／不安

微生物
（主に細菌）

認知症

　更年期に入って女性ホルモンが減少すると、加齢に
伴う認知症のリスクにも影響する可能性がある（156
ページ参照）。

腸内細菌とセロトニン

　人間の精神状態には、腸脳軸が重要な役割を果たし
ているという認識が、近年高まりつつある。セロトニ
ンが脳や気分に影響を与えることはよく知られてい
るが、セロトニンの90％は腸内で作られ、腸機能と
便通を調節していると考えられている。セロトニン
は、腸クロム親和性細胞と呼ばれる、腸の内分泌細胞
と、腸の一部の神経細胞や免疫細胞で作られる。つま
り、これらのすべての細胞にセロトニンの受容体があ
り、このホルモンに反応することになる。腸内細菌も
無関係ではない。特定の腸内細菌種が腸の内分泌細胞
を刺激して、セロトニンを分泌させることもある。

　セロトニンのバランスの乱れは、過敏性腸症候群
（IBS）、心血管系疾患、骨粗しょう症などの病気に関
係している。さらに、セロトニン濃度の低下は月経前
症候群（PMS）にも関与していることが多くの研究
によって示されている。ホルモン補充療法で閉経後の
女性にエストロゲンを投与すると、セロトニンの分泌
量が増えることが知られている。

コルチゾールの
プラスとマイナス

　コルチゾールは常に体内に存在するが、早朝に
ピークを迎える（35ページ参照）。危機に対応す
る力（エネルギーの大量供給、記憶力の向上、痛
みを感じにくくする効果、免疫力の向上）を与え
てくれるコルチゾールは、短い時間ならプラスに
作用する。また、コルチゾールは体に必要な多く
の機能の調節に関わっているため、命を救うこと
もある。しかし、ずっとコルチゾール濃度が高い
状態が続くと、血糖値の不安定、高血圧、免疫低
下、骨密度低下、筋肉量の減少、腹部の脂肪、性
欲の低下、集中力の低下、不安、うつ、月経周期
の乱れといった問題につながることもある。幸運
にも、ストレスをコントロールする戦略（120ペ
ージ参照）によって、多くの場合、このようなマ
イナスの作用は最小限に抑えられる。

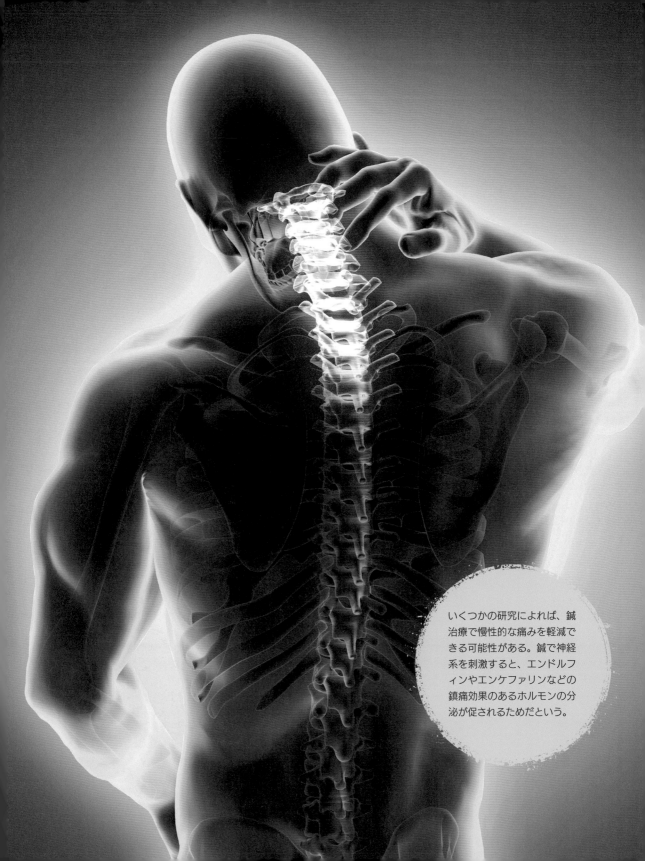

いくつかの研究によれば、鍼
治療で慢性的な痛みを軽減で
きる可能性がある。鍼で神経
系を刺激すると、エンドルフ
ィンやエンケファリンなどの
鎮痛効果のあるホルモンの分
泌が促されるためだという。

ドーパミンの副作用

ドーパミンのバランスが乱れると、いくつもの副作用が生じる可能性がある。ドーパミンは動きのコントロールに関わっているため、ドーパミンが出なくなると、パーキンソン病の症状が現れる。だが、ドーパミンの効果は作用する脳の経路によって大きく変わる。これらの経路は、まったく異なる作用を持つ別のホルモンの経路と重なることがあるからだ。そのような経路の中に、プロラクチンと母乳の分泌を促進するうえで重要なドーパミン経路がある。統合失調症の治療に使われる抗精神病薬の副作用に、乳汁分泌がある。これは、抗精神病薬が主にドーパミン系に作用するためで、男性でも起こる場合がある。

ホルモンの鎮痛作用

けがをすると、神経が刺激されて脳に信号が送られ、脳はこの感覚を痛みとして認識する。(エンドルフィンなど) いくつかのホルモンは、痛みの感覚を和らげることができる。エンケファリンはペプチドホルモンで、主に中枢神経系と副腎で作られる。エンドルフィンと同様、エンケファリンもストレスやショックを受けたとき分泌が盛んになる。これらのホルモンの鎮痛作用は、ひどいけがを負ったときに痛みを感じない現象と関係があるのではないかと考えられている。我慢できる痛みの度合いに個人差がある理由も、エンケファリン濃度の違いで説明できるかもしれない。

テストステロンと共感力

2016年に、高用量のテストステロンを投与された女性の共感力を測定する研究が行われた。その結果、女性の脳の活動が変化して、感情を認識するまでにかかる時間が長くなることが示され、テストステロンは感情を処理する脳の部位間における情報伝達を混乱させると結論づけられた。空気を読んだり、相手の意図を察したりすることが苦手な自閉症スペクトラム障害は男性に多いが、子宮内でより大量のテストステロンにさらされることが一因ではないかという可能性が指摘されている。

恋に落ちて

恋愛をすると、神経伝達物質型のホルモンが活動を始める。ロマンチックな恋に病みつきになるような魅力があるのは、このためだ。

お楽しみの第1段階は、ドーパミン濃度の上昇だ。これにより、快感と意欲が高まり、さらにノルアドレナリンの放出によって心臓がドキドキし、手のひらに汗をかく。ただし、セロトニン濃度が低下することもある。たとえば、できたばかりの恋人が自分ほど熱い思いを持っていないのではないか、と不安に駆られる場合などだ。強迫性障害の患者もセロトニンの濃度が低いことが知られているため、恋愛でのぼせ上がることが多いのはセロトニンが関係しているのではないかと、科学者たちは推測している。

燃え上がっていた恋が落ち着いてくると、中毒性のある神経伝達物質の出番も減り始める。そうなると今度は、長丁場に向けたほかのホルモンの出番となる。愛情と絆に関わるホルモン、オキシトシンは、キスをしたり、抱きしめ合ったりすることで上昇する。

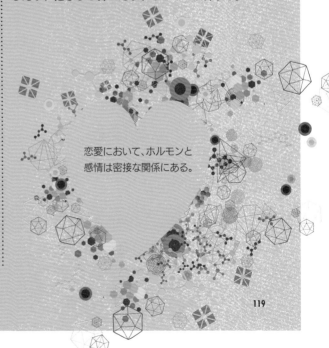

恋愛において、ホルモンと感情は密接な関係にある。

健やかな毎日を送るために

食事、運動、睡眠、趣味は、ストレスホルモンの量を適正なレベルに保ち、気分を高揚させるホルモンの分泌を促すのに役立つ。

♥ 食事

　体内のセロトニンの90％は腸で作られるため、神経伝達物質型ホルモンの中でもセロトニンは特に食事の影響を受けやすい。腸が「第2の脳」と呼ばれる理由はそこにある。

　いくつもの証拠の蓄積により、腸脳軸（117ページ参照）と心の健康においてセロトニンが果たす役割をコントロールするうえで、腸内細菌叢（腸内に生息する微生物、主に細菌）が極めて重要な役を務めていることが示唆されている。多様な細菌叢が存在できるような環境が整えば、腸内細菌が十分なセロトニンを作ることができるというわけだ。バラエティーに富んだ野菜や果物をしっかり食べ、同時に脂肪分の少ないタンパク質や健康によい脂肪を摂取すると、腸内の善玉菌にたっぷりと餌が与えられる。

　腸内のバランスが乱れて、病気の原因にもなる悪玉菌が増えると、不安やうつになりやすくなる。この状態を何とかしたいときの選択肢の1つは、プロバイオティクス（腸内の善玉菌を増やすサプリメント）だ。プロバイオティクスは腸内細菌のバランスを正常に戻し、心の病気を治療したり、予防したりする効果が期待できる。

♥ 運動

　運動は、体だけでなく、脳にもよい効果をもたらす。ランニングをすれば、セロトニン（気分を高揚させる）、エンドルフィン（痛みを抑える）、ドーパミン（やる気が出て学習効果が高まる）、ノルアドレナリン（集中力とやる気が高まる）などのホルモンがたくさん分泌される。

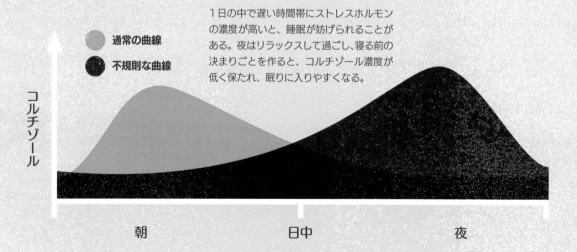

通常の曲線
不規則な曲線

1日の中で遅い時間帯にストレスホルモンの濃度が高いと、睡眠が妨げられることがある。夜はリラックスして過ごし、寝る前の決まりごとを作ると、コルチゾール濃度が低く保たれ、眠りに入りやすくなる。

コルチゾール

朝　　　　　日中　　　　　夜

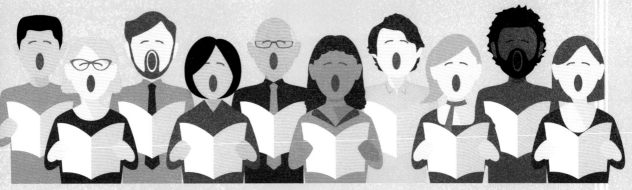

歌うと、セロトニン、オキシトシンなどの幸せホルモンの分泌が促される。

♥ 歌で幸せを呼び寄せる

歌やダンスなどの楽しい活動、特にほかの人たちとも一緒に楽しめるような活動に参加すると、ストレスが軽減され、「幸せホルモン」の分泌が促される。歌うことで得られるよい効果は蓄積されるため、よく歌っている人々はストレスホルモンのコルチゾール濃度が低いことが分かっている。

動物と触れ合う活動にも、同じような効果がある。イヌをなでるだけで（絆形成と愛情に関わる）オキシトシンが出て、ストレスホルモンの濃度が下がり、呼吸を整え、血圧を下げる効果がある。私たちの気分を左右するホルモンに影響を与えるセラピードッグは、人々が心身の傷から立ち直るのを助けたり、重い病気や手術後の回復を促したりするという重要な役割を果たしている。

♥ ストレスホルモンに対抗する

たとえば、重要な仕事のプレゼンテーションの直前、「私（僕）ならやれる」と自分に何度もいい聞かせるなど、ポジティブに考えることでストレスホルモンが体にもたらす変化（心拍数、呼吸量の上昇、意欲の向上）をうまくコントロールできると考える人たちもいる。しかし、ストレスホルモンと上手につきあうには、ちょっとした工夫をするだけでいい。たとえば、ストレスホルモンには、早歩きやランニングなどで多幸感をもたらすエンドルフィンを出して対抗することができる。あるいは、交感神経β受容体遮断薬、別名βブロッカーの使用も1つの方法だ。この薬は心拍数を下げ、闘争・逃走反応のホルモンであるノルアドレナリンとアドレナリンの作用を抑え、同時に不安を軽減する。

♥ ストレスチェックをする

忙しい1週間を終え、家に帰ってくつろぐと、ほっとした気持ちになる。だが、2014年に米国で行われた研究により、いわゆる「週末頭痛」はストレスが重なったあとにリラックスすることが原因で起きていることが分かった。ストレスがかかっている間に分泌されたコルチゾールが頭痛の引き金になっているのではないかと考えられている。ポイントは、ストレスを貯め込まないようにすることだ。健康的な食生活を心がけ、よく運動し、十分な睡眠を取る。ほかにもヨガや鍼、瞑想など、東洋に昔から伝わるやり方もある。2017年には複数の研究により、マインドフルネスによって健康的な仕事や生活の習慣が得られ、仕事をプライベートに持ち込むことなくストレスに対処できるようになり、なおかつ自己認識能力と注意力は保たれることが示された。

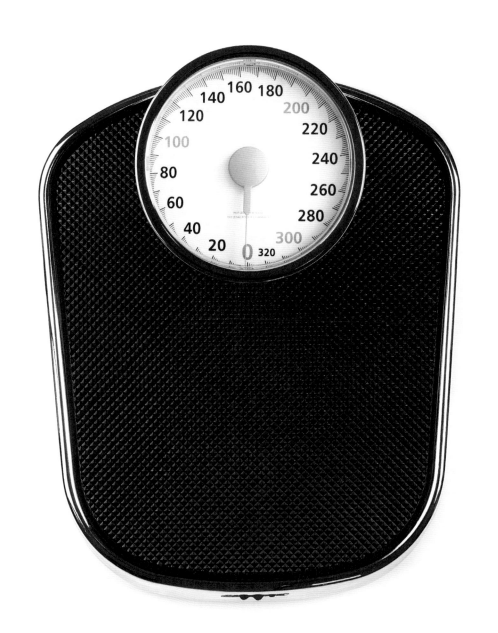

消化、食欲、体重

　人間が食べ物を消化する複雑な過程では、ホルモンが興味深い形で活躍する。食欲をコントロールし、太るか痩せるかを決めるのは自然の代謝だが、これは体内の主なホルモンの量とも関係がある。

124　消化とホルモン

126　空腹とホルモン

127　ホルモンバランスによる影響

128　レプチン

130　グレリン

132　健やかな毎日を送るために

消化とホルモン

食物の消化と代謝は、たくさんのホルモンによってコントロールされている。消化に関わるのは、ガストリンやセクレチンなどだ。一方、レプチンやグレリンは食欲をコントロールすることで、食事の量を調節してくれる。

消化の過程

　空腹感には明確な目的がある。それは、エネルギーと必須の栄養を得るため何か食べる必要があると、私たちに知らせることだ。胃が空っぽになると、私たちは空腹を感じ始める。脳から食べ物を期待する信号が胃に送られ、ガストリンというホルモンが分泌される。何かを食べると、ガストリンが胃を刺激して胃液が出る。胃液の主成分は水分だが、塩酸と消化酵素も含まれている。これらの成分は胃と十二指腸（胃につながる小腸の入口部分）での食物（特にタンパク質）

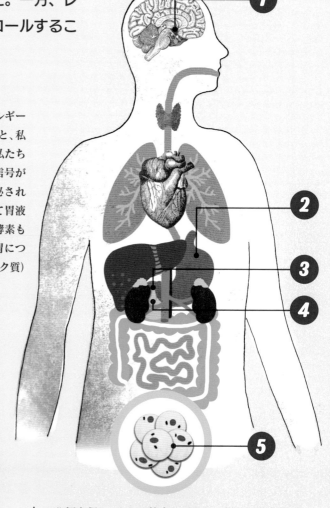

主なホルモンと 産生部位

❶ **視床下部**
　調節ホルモン

❷ **胃**
　グレリン
　ガストリン
　セクレチン

❸ **十二指腸**
　コレシストキニン

❹ **膵臓**
　インスリン
　ソマトスタチン
　グルカゴン

❺ **脂肪組織**
　レプチン
　アディポネクチン

の分解を促し、さらに特定のビタミン類の吸収を助ける。胃に食べ物が入ったときもガストリンの分泌が促され、何も食べないままでいるとガストリン濃度は低下する。

抑制と均衡

ソマトスタチンとセクレチンは、消化系における「抑制と均衡」ホルモンとして働く。食事が終わり、胃が空っぽになると、膵臓から分泌されるソマトスタチン（成長ホルモン抑制ホルモンとも呼ばれる）がガストリンの産生と放出を抑え、それ以上胃液が出ないようにストップをかける。

消化中に塩酸が胃から十二指腸に流れ込むと、もう1つのホルモン、セクレチンが血液中に放出される。これにより、膵臓から重炭酸塩が分泌され、塩酸を中和して十二指腸を保護する。セクレチンは、ガストリンの分泌を抑えて、空腹感を和らげる効果もある。

ホルモンのコレシストキニン（CCK）は、胃からすべての食物が送り出されるまでの過程を遅らせ、消化を助ける。また、このホルモンはレプチン（128ページ参照）に対する脳の感受性を高め、肝臓での胆汁の生産と胆嚢からの胆汁の分泌を促す。胆汁によって脂肪が脂肪酸に分解されると、体内に吸収される。

炭水化物の消化

食物に含まれる炭水化物は、体のエネルギー源になる。炭水化物には、全粒粉のパンや玄米などの複合炭水化物と、ケーキやお菓子に含まれる糖分があり、糖分は構造が単純ですばやく消化される。炭水化物は消化器官を移動しながら少しずつ分解されていく。最初は口の中で唾液アミラーゼによって分解され、最終的にはそれ以上分解できないブドウ糖になる。ブドウ糖は小腸で吸収され、血流にのって運ばれる。血液中のブドウ糖は私たちの体の細胞に取り込まれ、さまざまな代謝活動にエネルギーを供給する。

血糖値

食事に含まれる炭水化物を処理し、体内の糖分のバランスを健康的な状態に保つためには、いくつかのホルモンが非常に重要な働きをする。グルカゴンはインスリン（142ページ参照）と連携しながら作用し、血糖値が適正な範囲内に収まるように調節する。膵臓から分泌されるグルカゴンが血糖値が下がり過ぎる（低血糖症）のを抑える一方、インスリンは血糖値が上がり過ぎる（高血糖症）のを抑える。

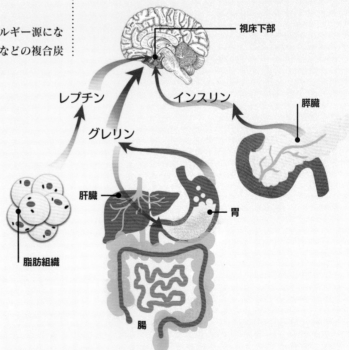

消化器官で産生される数種類のホルモンが脳と相互作用して、食欲や満腹感に影響する（グレリンとレプチン）。インスリンは炭水化物の消化に寄与するだけでなく、私たちの摂食行動や記憶力、認知能力にも影響する。

空腹とホルモン

最近になって発見されたホルモンのレプチン、グレリン、および
アディポネクチンは、体の栄養状態を脳に伝え、食欲を調節して
食べる量をコントロールしていることが分かっている。

肥満のマウス

　1995年、食べ過ぎて太るマウスは食欲を抑えるレプチンが極端に不足しており、結果として常に空腹を感じていることが発見された。レプチンという名前は、「痩せる」という意味のギリシャ語「レプトス（leptos）」に由来する。レプチンが不足すると（または体にレプチンに対する耐性があったり、体細胞のレプチン受容体が適切に働いていなかったりすると）、いつまでも空腹感が続く。食欲のスイッチがいつになってもオフにならないため、食べ物がいくらでも手に入る状態であれば、必然的に体重が増える。

1949年に始まり、レプチンの発見に結びついた研究では、「obマウス」（obは「肥満」を意味するobesityの略）と呼ばれる血統のマウスが使われた。

食欲

代謝

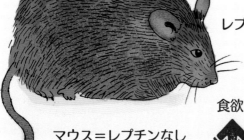

レプチンを注射

マウス＝レプチンなし

食欲

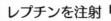

代謝

ホルモンか、意志の力か

　レプチンの発見（1994年）により、ダイエットに失敗するのは意志が弱いからという単純な話ではなく、背後に化学的過程が存在するのではないかという説に信憑性が出てきた。レプチンの発見からまもなく、空腹とエネルギーのバランスに関わるほかのホルモンも分離され、同定された。それが、食欲を刺激するグレリン（1999年）と、血糖値の調節や脂肪酸の分解に関わるアディポネクチン（2001年）だ。

ホルモンバランスによる影響

ホルモンには、私たちが適正な量の食事をして、体の機能と健康を保てるようにする働きがある。ホルモンは食欲をもたらす信号と満腹感を感じるタイミングをコントロールし、体重の増減において重要な役割を果たしている。

ダイエット

　主に腸で作られる、少なくとも10種類のホルモンが、脳の管理センターである視床下部に働きかけることにより、体重の調節に関わっている。そのうちの2種類、レプチンとグレリンのダイエット効果は特に注目されている。レプチンは、私たちがなかなか痩せられない原因の1つになっているかもしれない。食べる量を大幅に減らすと、蓄えられていた脂肪が萎縮し、レプチンの分泌量も減って空腹感が強くなる。レプチンの急激な減少を避けるために、ダイエットは時間をかけて少しずつ体重を減らすのがベストだ。

注意：レプチン治療が効果を発揮するのは、（多くは遺伝子疾患のせいで）レプチンの分泌量が非常に少ないか、まったく分泌されない場合に限られる。ほとんどの人の体内では、レプチンは適切な量に保たれている。

アディポネクチンと健康改善

　肥満は、今やほとんどの先進国で大きな健康問題となっている。肥満は糖尿病や冠状動脈性心疾患などの慢性疾患のリスク因子となるからだ。減量による健康効果は、脂肪組織の代謝に変化が生じることと関係しているかもしれない。現在では脂肪組織は内分泌系の主要な構成要素の1つと考えられており、レプチンやアディポネクチンなどのホルモンを分泌している。体重が減少すると、血糖値や炎症マーカーによい影響を与えるとされているアディポネクチンの濃度が上昇する。

食欲や食事量を調節する主なホルモン。

ホルモン	部位	作用
コレシストキニン（CCK）	十二指腸（小腸の一部）	胆嚢を収縮させ、脂肪を消化する胆汁を放出する。胃の中の食物がすべて小腸へ送り出されるまでの過程を遅らせる。食べる量を減らす。
インスリン	膵臓	レプチンの産生を刺激する。食欲を抑える。
グレリン	胃	食欲を増進する。
レプチン	白色脂肪組織	食物代謝に関連する脳の領域に信号を送り、エネルギー消費を増やす。食欲を抑える。

レプチン

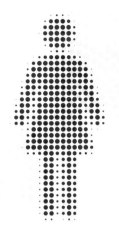

産生部位

　驚いたことに、ほとんどのホルモンと違い、レプチンが作られるのは分泌腺ではない。レプチンは脂肪組織に含まれる脂肪細胞から分泌される。

構造

　レプチンはタンパク質ホルモンに分類される。

作用

　別名「脂肪制御ホルモン」とも呼ばれるレプチンは、食べ物が摂取されると脳の視床下部に信号を送り、長期的なエネルギー消費をコントロールする。レプチンは間食には影響しないが、私たちが正常な体重を維持できるのはレプチンのおかげだ。ただし、残念ながらレプチンの力を借りてダイエットするのは難しい。体重、特に脂肪が減ると、レプチンの量も減少するからだ。レプチンが少なくなると、食欲が刺激されて、食べる量が増えることになる。

合成・分泌

　レプチンは脂肪細胞で作られる。体に脂肪がついているほど、血液中のレプチン濃度は高くなる。

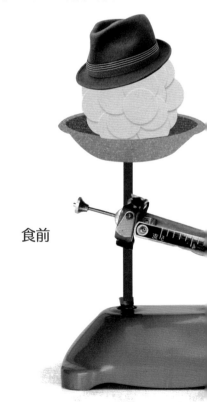

食前

 過剰になると…

レプチン濃度は高いほうがいいように思える。レプチンは食欲を低下させ、エネルギー消費を高めるからだ。しかし、肥満がレプチン抵抗性と関係している場合もある。これは、脳がレプチンに反応せず、レプチン濃度が高いにもかかわらず、食欲が収まらない状態だ。この状態は、非常にインスリン濃度が高いにもかかわらず、体が抵抗性を示すⅡ型糖尿病（146ページ参照）に似ている。

 不足すると…

レプチン欠損症、あるいはレプチン受容体欠損症は、比較的まれだが、子どもの過剰な体重増加と思春期の遅れを招くこともある。レプチン注射による治療を行うと、劇的に体重が減少する。

レプチンとグレリンの関係

　私たちが食事をすると、脂肪細胞によってレプチンが作られ、満腹になったことを伝える信号が脳に送られる。レプチンは、脳に空腹感を伝えるホルモンのグレリンと一緒に作用する。レプチンの分泌量は胃が空っぽになると増え、胃が満たされるにつれて減少する。グレリンは短い時間で食欲を高める働きをするが、レプチンは長い時間をかけて作用する。レプチンが働くと、食事の量が減り、体重も減る。同時に心臓と脂肪の熱産生にも作用するため、エネルギー消費が増える。代謝の過程で体内のカロリーが消費され、体の熱が産生される。

未知のホルモンに期待

　レプチンは、肥満から私たちを守るボディガードだと考えられている。しかし、まだ発見されていないだけで、体重増減の謎と肥満が起こる理由を解明する助けになりそうなホルモンが、ほかにも存在する可能性は高いと考える科学者もいる。

思春期と生殖におけるレプチン

　子どもの体脂肪の割合が一定の水準に達すると、レプチンから視床下部と下垂体に思春期の始まりを告げるメッセージが送られる。痩せ過ぎのティーンエイジャーや、一部のアスリートは、脂肪で作られるレプチンが非常に少ない。そのような場合、メッセージが送られず、思春期が遅れたり、月経が止まったりすることもある。思春期を開始させ、生殖能力を回復するには、体重、特に脂肪を増やすことが望ましい。レプチンの注射も選択肢の1つだ。ある研究では、5年も中断していた女性アスリートの月経がレプチン注射により再開したという結果が示されている。

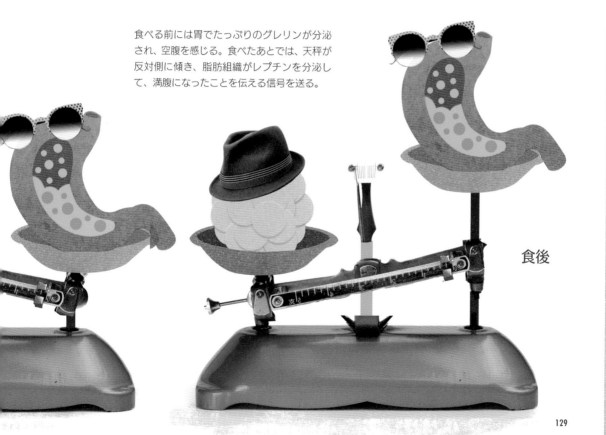

食べる前には胃でたっぷりのグレリンが分泌され、空腹を感じる。食べたあとでは、天秤が反対側に傾き、脂肪組織がレプチンを分泌して、満腹になったことを伝える信号を送る。

食後

グレリン

産生部位
　グレリンは、主に胃で作られる。

構造
　グレリンは28個のアミノ酸で構成されるペプチドホルモンだ。

作用
　「空腹ホルモン」とも呼ばれるグレリンは、食欲を高め、食べる量を増やして、脂肪の貯蔵を促す。これは食欲をコントロールする脳の視床下部に作用して、快楽や食べ物への欲求を満足させる脳の部位を刺激する。また、グレリンは下垂体からの成長ホルモンの分泌を促進する。心血管系を保護する作用もあり、インスリン放出のコントロールにも関わっている。

合成・分泌
　グレリンは、主に食べることによって調節される。胃が空になるとグレリンの量が上昇し、食べ始めると減少する。何を食べるかも重要だ。炭水化物とタンパク質は、脂肪よりもグレリンの分泌を抑える効果が高いため、すぐに満腹感を感じやすい。ソマトスタチンなどのほかの消化管ホルモンも、グレリンの分泌を抑制する。

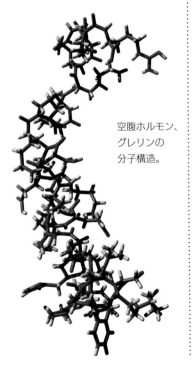

空腹ホルモン、
グレリンの
分子構造。

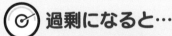

過剰になると…

ダイエットをすると、グレリン濃度が上昇する。減った体重の維持が難しい理由はそこにあるのかもしれない。食べる量を減らすと、グレリンの量が増えて、より強い空腹感を感じるようになる。つまり、ダイエットをしている人の意志の強さが厳しく試される。

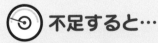

不足すると…

胃のバイパス手術（164ページ参照）を受けて減量すると、食事療法によって体重を減らした場合よりも分泌されるグレリンの量が少なくなる。これは、グレリンを分泌する胃のサイズが手術により小さくなったためだ。この治療法の効果が長期間にわたって続く理由は、そこにもあるのかもしれない。

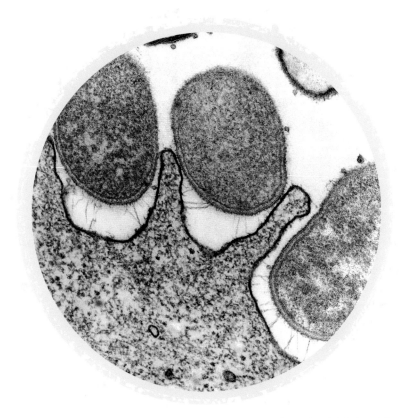

胃に感染したピロリ菌を抗生物質で除菌すると、グレリンの分泌が乱れる可能性がある（顕微鏡画像の赤い部分がピロリ菌）。

気分に与える影響

　グレリンは主に胃で作られるが、気分をコントロールする視床下部－下垂体－副腎軸（HPA系、156ページ参照）の一部である視床下部にもわずかながら存在する。レプチンは脂肪組織で作られるが、脳内に入り込み、視床下部で高濃度になることがある。動物を使った研究により、レプチンとグレリンなどのホルモンと気分障害の因果関係はこれらのホルモンの濃度の揺らぎに起因している可能性が指摘された。たとえば、レプチンを投与すると、マウスでも人間でもうつの症状が軽減される傾向があるようだ。ただし、研究結果にはばらつきがあり、これらのホルモンの濃度とうつや強迫性障害、過食症などの病気の間に関連があるかどうかははっきりしない。それでも、次々に出てくる興味深いデータが今後の研究に火をつけることは間違いないだろう。

腸内細菌とグレリン

　胃に感染したピロリ菌（ヘリコバクター・ピロリ）の治療は、胃潰瘍の予防にはなるが、体重増加といううれしくない副作用を伴うこともある。最近の研究により、ピロリ菌を除菌するために抗生物質の投与を受けると、腸内細菌のバランスが乱れ、胃のグレリン濃度が上昇して体重増加を招くことが多いという結果が示された。さらなる研究による検証が必要だが、腸内細菌に対する影響は、抗生物質であれ食生活であれ、食欲と体重のコントロールにこれまで知られているのとは別の形で関わっているのかもしれない。

健やかな毎日を送るために

消化、食欲、体重増加のコントロールに関わるホルモンはたくさんある。いうまでもなく、これらは感情や行動にも複合的に影響する。しかし、グレリンやレプチンなど最近になって発見されたホルモンが体重や健康に及ぼす影響に関する研究も進んでおり、いくつかの研究ではかなり驚くような結果も出ている。

♥ 空腹感を抑える食べ方

グレリンによる空腹感の調節には、食べ物を摂取する順番が関係しているようだ。何かを食べるとグレリン濃度が下がり、脳に、もう空腹ではないため食べるのをやめるように伝える信号が送られる。最も効果的なのは最初に炭水化物を食べ、次にタンパク質、最後に脂肪を食べるやり方だ。食事から脂肪を減らすと、空腹を感じにくくなり、カロリーの少ない食事に無理なく移行できる。

♦ 甘い炭酸飲料

健康に悪いことで有名な炭酸飲料を飲むと太りやすいのは、砂糖が入っているからだけではない。炭酸も問題だ。英国バーミンガムのアストン大学で行われたある実験では、糖分が入っていない炭酸水であっても、炭酸飲料を飲む人はグレリン濃度が高い傾向があることが示された。そして予想にたがわず、空腹を感じさせるグレリンの濃度が上昇した被験者は、食べる量が大幅に増えた。

炭酸飲料を飲むとグレリンが増える理由は完全には分かっていないが、炭酸飲料に含まれる二酸化炭素ガスがグレリンを分泌する胃の受容体を刺激するのではないかと考えられている。あるいは、胃にガスを入れて膨張させても、同様の結果がもたらされるのかもしれない。食べるものに気を配れば、食べ物に関連

するたくさんのホルモンに影響が出る。たとえば、インスリンは体に脂肪を貯め込ませる。砂糖を控え、ウォーキングなどの軽い運動をすれば、インスリン濃度が下がり、肥満の人のインスリン感受性が改善する。

♥ 減量

レプチンとグレリンのダイエット効果は特に注目されている。肥満に効く薬は、どの製薬会社も、のどから手が出るほど欲しがっているが、ホルモンベースの治療薬ならその可能性を実現できるかもしれない。しかし、これまでのところ、安全で効果のある薬は発売されていない。

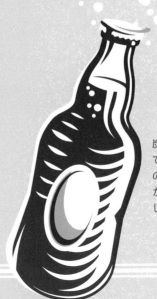

炭酸飲料は砂糖が入っていなくてもグレリンの分泌を促す。空腹感が増し、たくさん食べてしまうかもしれない。

睡眠を7～9時間取るように心がける
と、食欲ホルモンのグレリンとレプチ
ンが適切な量に保たれやすくなる（つ
まり食べる量を適正に抑えられる）。

　多くのホルモンにはいくつ
もの作用があり、ほかのホル
モンや体内の別のメカニズ
ムとも連携しているため、
副作用がなく、肥満にだけ
効果のある薬を見つける
のは容易ではない。それで
も、研究は進められている。

♥ 胃バイパス手術
　胃のサイズを小さくする胃
バイパス手術は、命に関わるほ
ど重度の肥満を治療するために行
われる。以前は胃のサイズが小さく
なることで効果が出るとだけ考えられて
いたが（164ページ参照）、現在では空腹ホル
モンの分泌に変化が生じることによる効果もあると
考えられている。グレリンは胃で作られるため、胃の
サイズが小さくなるとグレリンの分泌量も減って、空
腹を感じにくくなる（130ページ参照）。

💣 ストレス
　ストレスを感じると、ホルモンのコルチゾールとア
ドレナリンの濃度が上昇して、肝臓から血液中にブド
ウ糖が放出される。このように筋肉へのエネルギー供
給が増えても、現代人の多くが仕事で日常的に経験す
るストレスの緩和にはほとんど役に立たない。たとえ
ば、オフィスワーカーに筋力は必要ないからだ。その
ため、余った糖分の一部は脂肪に変わる。運動でも、
マインドフルネスでも、積極的な人との交流でも、何
であれストレスに対処することが体重をコントロー

ルする手段の1つになる。コルチゾールなどのストレ
スホルモンには、脂肪細胞を増やす働きもある。これ
らのストレスホルモンは、朝になると自然に増え、夕
方から夜にかけて減っていくが、寝る前の激しい運動
などによって人為的にストレスホルモンが低下しな
いようにすることもできる。
　1日の大事な時間帯にストレスホルモン濃度が高
く保たれていることからも、ストレスや睡眠サイクル
の中断が体重増加と関わっている理由を説明できる
かもしれない。夜間の睡眠時間が7時間未満の人は太
りやすいことが研究で裏づけられている。十分な睡眠
を取れていないと、空腹ホルモンであるグレリンとレ
プチンのバランスが崩れる（103ページ参照）。

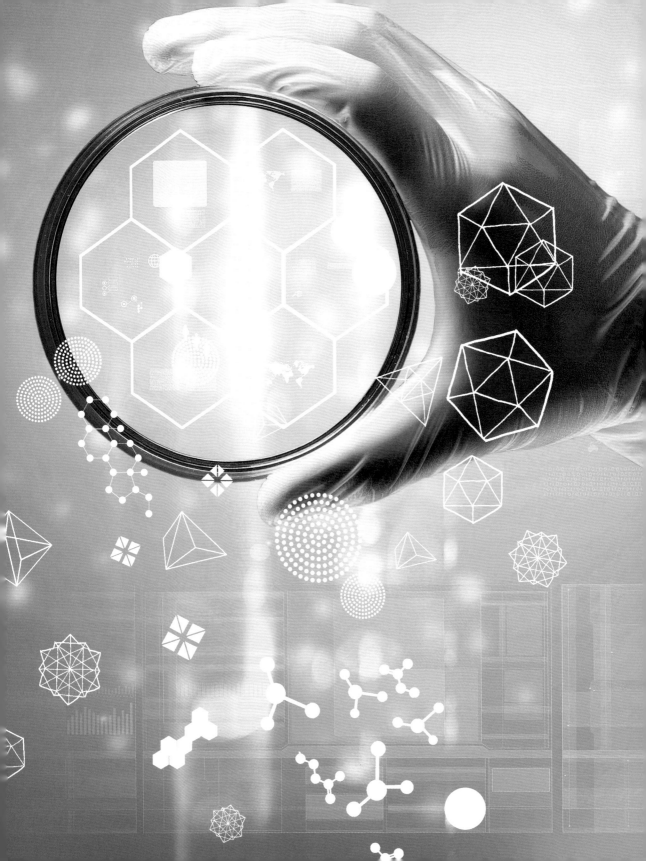

ホルモンに関わる病気

　ホルモンは、私たちの日々の心身の健康を保つうえで重大な役割を担っている。内分泌疾患は、必要なホルモンを作り出したり、利用したりする能力に影響する。これらの病気を理解することは、健康を守るために必要不可欠であり、患者が多いⅡ型糖尿病のような病気の進行を防ぐこともできるかもしれない。

136　病気とホルモンの関係

138　ホルモン疾患

140　ホルモンバランスによる影響

142　インスリン

144　糖尿病

146　Ⅱ型糖尿病

148　健やかな毎日を送るために

病気とホルモンの関係

ホルモンに関連する病気にかかる人はとても多い。その中でも特に広く知られ、患者数が多いのは糖尿病だ。糖尿病にかかると、体内のインスリンが不足したり、体がインスリンの作用に反応しなくなったりする。ほかに、甲状腺や副腎の病気もある。

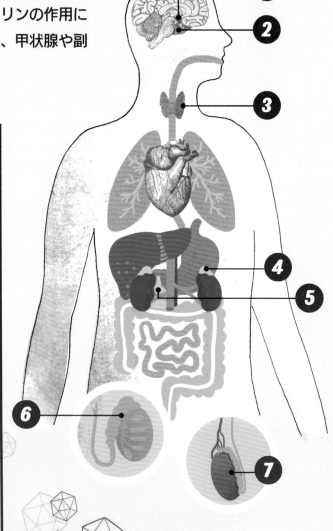

主なホルモンと産生部位

❶ 視床下部
バソプレシン（抗利尿ホルモン、ADH）

❷ 下垂体
成長ホルモン（GH）

❸ 甲状腺
チロキシン（T4）
トリヨードサイロニン（T3）

❹ 副腎
アルドステロン
コルチゾール
アドレナリン

❺ 膵臓
インスリン
グルカゴン

❻ 女性：卵巣
エストロゲン
プロゲステロン

❼ 男性：精巣
テストステロン

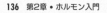

免疫反応におけるホルモンの影響

　具体的な病気について詳しく紹介する前に、まずはホルモンが免疫反応全般にどう影響し、どのように相互作用するかを見ていこう。

　免疫細胞はホルモンを作り、蓄え、分泌することができる。その多く、たとえばセロトニンや成長ホルモンなどは、体の内分泌腺で作られるものとまったく同じだ。免疫系で作られるホルモンは、免疫作用を高めるために重要な役割を果たすと考えられている。これらの細胞で作られるホルモンの量はごくわずかだと思われるが、免疫細胞は移動できるため、体内のさまざまな部位にホルモンを届けることができる。これは、血流からは到達できない細胞にホルモンを届けたいときに特に有効だ。その好例として、エンドルフィンが挙げられる。エンドルフィンを運ぶ免疫細胞が組織に炎症の起きている部位に集まり、痛みを鎮める。

ストレスが体に与える影響

　ストレスは、さまざまな病気を招いたり、悪化させたりする要因になる。長時間労働や、病気や高齢の身内の介護、借金など、ストレスが多い状況にいると、免疫系の機能が低下し、多くの病気のリスクが高まることもある。しかし幸いなことに、食生活の改善、よい睡眠習慣、十分な運動によってストレスに対処できるようになると、ストレスの影響をコントロールし、軽減できるようになる。

　紀元200年頃にはギリシャの医師アエリウス・ガレノスが、うつ気味の女性は楽天的な女性に比べてがんにかかりやすいと断言している。このような関連性に一部ホルモンが関わっていることが明らかになるまでに、それから何世紀もの時間を要した。コルチゾール（115ページ参照）などのストレスホルモンは、免疫反応で体を守ろうとするナチュラルキラー（NK）

細胞の働きを邪魔する。さらに、ストレスホルモンはサイトカインをはじめとする免疫メディエーターの産生にも影響を与え、免疫系ががん細胞の成長を抑える力や、さまざまな感染症に対抗する力を低下させる。

　2018年の研究により、コルチゾール濃度が高い心的外傷後ストレス障害（PTSD）の患者は、自己免疫疾患（139ページ参照）を発症するリスクが高いことが分かった。しかし、同様の多くの研究と同じく、見つかったのはあくまで関連性であり、相関がはっきりと証明されたわけではない。自己免疫疾患の原因と発症の関係は単純ではないからだ。

　ストレスが体に与える影響は、悪いことばかりではない。急激なストレスがかかったときに分泌されるホルモンのアドレナリン（113ページ参照）は、インスリンの放出を妨げる。その結果、血糖値が上昇し、ストレスのかかる出来事に対応できるようにエネルギーが供給される。アドレナリンが急上昇することで、体が活発に動くようになり、エンドルフィンが分泌されて痛みを和らげる。

免疫と性別

　男性と女性では免疫反応に若干の差があるが、実はこの違いは性ホルモンから生じている。性ホルモンの最大の役割は性的な発達と生殖だが、免疫系にもその影響が反映される。

　一般的に、女性は免疫の働きがより活発で、インフルエンザなど特定の感染症にかかりにくい。裏を返せば、女性は男性に比べて自己免疫疾患を発症する割合が高い。免疫反応におけるこのような性差は、エストロゲンの大部分を占めるエストラジオールには（免疫反応を高める）免疫保護作用があるが、テストステロンには（免疫反応を抑える）免疫抑制効果があるためだと考えられている。

ホルモン疾患

内分泌系の分泌腺は、それぞれがほかにはない独自の機能を備え、ホルモンの産生やフィードバック機構による分泌の調節を担っている。分泌腺は化学物質（ここではホルモン）を分泌する体の器官だ。これらの機能が少しでも損なわれれば、ホルモンのバランスが乱れ、内分泌系の疾患につながる。

バランスの問題

　ホルモン疾患の専門家である内分泌科医は、病院で内分泌腺の珍しいがんからⅡ型糖尿病のような非常に一般的な病気まで、実にさまざまな病気の患者を診察する。血液検査や尿検査のようなホルモンレベルを調べる臨床検査のほかに、腫瘍の疑いがあれば位置を特定するためのMRI検査も行う必要がある。

　多くのホルモン疾患は、ホルモンの分泌量が多過ぎたり少な過ぎたりするバランスの乱れによって引き起こされる。バランスが乱れる主な原因には、病気（自己免疫疾患など）、フィードバック機構の混乱（28ページ参照）、外傷、感染症、腫瘍、遺伝子疾患などがある。

　内分泌科医が治療するホルモン疾患は多岐にわたるが、その代表的なものを紹介しよう。

副腎機能不全　副腎からのコルチゾール、アルドステロンの分泌が大幅に低下する、まれな自己免疫疾患。症状には、倦怠感、胃の不調、脱水、皮膚の色素沈着などがある。

糖尿病　Ⅰ型糖尿病とⅡ型糖尿病の主な原因はインスリン不足とインスリン抵抗性だが、バソプレシンの分泌異常が原因の尿崩症と呼ばれる珍しい病気も糖尿病によく似た症状を呈する。

巨人症（先端巨大症）などの成長ホルモン異常　下垂体で成長ホルモンが過剰に作られると成長が止まらなくなることがあるが、これらのホルモンが不足すると成長が途中で止まることもある。

甲状腺機能亢進症　甲状腺で甲状腺ホルモンが過剰に作られ、体重減少、心拍数の上昇、発汗、神経過敏などの症状が現れる（141ページ参照）。

甲状腺機能低下症　甲状腺で十分な量の甲状腺ホルモンが作られず、倦怠感、便秘、皮膚の乾燥、うつなどの症状が現れる（141ページ参照）。

下垂体機能低下症　下垂体から放出されるホルモンが減るか、まったく放出されなくなる、まれな病気。女性は月経が止まることもある。

多嚢胞性卵巣症候群（PCOS）　卵子の成熟と、卵巣からの放出に影響する男性ホルモンが過剰に作られることが原因。PCOSにかかる女性の割合は5〜10%だといわれる。主な症状は、卵巣の膿疱、月経不順に伴う不妊、ニキビ、男性のような発毛（口の周囲のひ

げ、胸や腹部の体毛など）、Ⅱ型糖尿病のリスクが高まるなど。

思春期早発症　性ホルモンの放出が平均よりも早い年齢（女の子では8歳、男の子では9歳より前）で開始されると、思春期の始まりも正常よりかなり早くなる。思春期早発症は遺伝するが、正確な原因は分からないことも多い。

元米国大統領ジョン・F・ケネディは、副腎からホルモンが十分に分泌されないアジソン病にかかっていた。

自己免疫疾患

ホルモンが関わる自己免疫疾患では、そのホルモンを作る器官が体の免疫反応の攻撃対象になる。

一般的に、免疫系は細菌やウイルスなど外部からの侵入者を認識し、それらの異物と闘うための細胞や分子を作って対抗する。しかし、場合によっては体の免疫反応が正しく機能せず、自分の組織や器官を誤って攻撃してしまうことがある。正確な原因やメカニズムはまだ研究中だが、多くの自己免疫疾患の原因は、遺伝要因に（感染症などの）環境要因が加わった結果であることが分かっている。自己免疫反応によって引き起こされるホルモン疾患には、バセドウ病（141ページ参照）、橋本病（141ページ参照）、Ⅰ型糖尿病（144ページ参照）などがある。

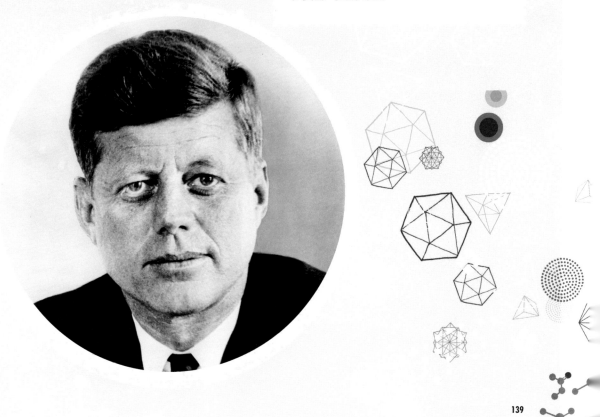

ホルモンバランスによる影響

よくあるホルモン疾患の中には、甲状腺や膵臓に影響するものもある。こ
れらの病気の症状と背後に潜む原因については比較的分かっていることが
多く、どの薬が効くかを試しながらホルモンバランスの乱れを整えていく。

気管のすぐ前に位置する甲状腺では、チロ
キシンとトリヨードサイロニンが作られ
る。これらのホルモンは、体の代謝や組織
の成長、発達などに関わっている。

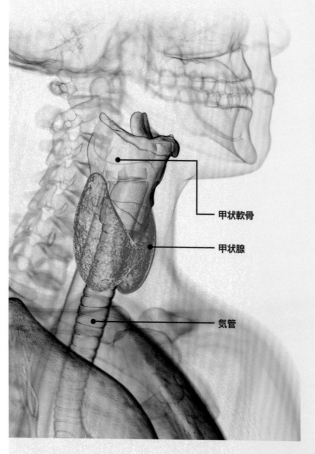

甲状軟骨

甲状腺

気管

甲状腺疾患

甲状腺は、首の前側、のどぼとけ（喉頭）のすぐ下
にある。下垂体から甲状腺刺激ホルモンが分泌される
と、主要な甲状腺ホルモンのトリヨードサイロニン
（T3）とチロキシン（T4）の放出が促される。これら
のホルモンは、体内の新陳代謝や心臓、消化機能、筋
肉制御、脳の発達、気分、骨の維持などの調節に関わ
っている。

甲状腺が正しく機能するには、食事でたっぷりのヨ
ウ素を補給する必要がある（下のコラムを参照。ヨウ
素は体内では作られない）。また、甲状腺は強く働き
過ぎたり（甲状腺機能亢進症）、働きが弱くなったり
（甲状腺機能低下症）することもある。まれに先天的
にこれらの病気を抱えて生まれてくるケースもある
が、ほとんどは後天的に発症する。

ヨウ素が豊富な食品

ヨウ素を豊富に含む食品としては、魚（タラ、
カツオ、マグロなど）、乳製品（牛乳、ヨーグル
ト、チーズ）、卵、海藻などが挙げられる。コン
ブ、ヒジキ、ワカメ、海苔を日常的に使う和食は
ヨウ素不足と無縁な料理だ。

甲状腺機能低下症は、甲状腺から十分な量の甲状腺ホルモンが分泌されないために起こる。甲状腺ホルモンは体と心の発達に欠かせないため、体が発達する胎児期から小児期にかけて甲状腺機能低下症を発症すると、学習障害や体の成長の遅れを招くことがある。成人の場合は、新陳代謝の低下、倦怠感、寒さに弱くなる、徐脈（心拍数の低下）、体重増加、食欲減退、記憶力の低下、うつ、筋肉強直、不妊などの症状が出る。甲状腺機能低下症は甲状腺の肥大を伴うことが多い。これは甲状腺腫と呼ばれ、首のあたりが腫れたようになる。

甲状腺機能低下症は多くの場合、自己免疫疾患が原因になっている。たとえば、橋本病では体内の免疫系が甲状腺を攻撃するため炎症が起こる。橋本病による甲状腺機能低下症は、全世界で1000人あたり0.3〜1.5人の割合で見つかっており、患者数は年齢とともに増加する。

甲状腺機能低下症の治療には、レボチロキシン錠が使われる。この薬には人工的に合成されたチロキシンが含まれ、不足する甲状腺ホルモンを補うことができる。レボチロキシンが吸収されて血液中に送り込まれると、トリヨードサイロニンに変わる。体の組織と細胞は正常に機能するために、この活性甲状腺ホルモンを必要としている。

甲状腺機能低下症の全世界での有病率は1〜2%前後だ。高齢の女性に多く、女性の患者数は男性の10倍に達する

甲状腺機能亢進症

甲状腺炎、良性甲状腺腫、バセドウ病などはどれも甲状腺機能亢進症を引き起こすことがある。暑さに弱くなる、体重減少、食欲異常、頻回の便通、月経不順、頻脈、動悸、倦怠感、脱毛などの症状が挙げられるが、さらにまぶたがつりあがって目が突き出して見えるという症状もある。

甲状腺機能亢進症の原因として最も多いのは、自己免疫疾患のバセドウ病で、甲状腺が自己抗体によって刺激されるため活動が過剰になる。その結果、甲状腺ホルモンの分泌量が増え、暑さに弱くなる、倦怠感、神経過敏、怒りっぽくなる、リラックスできない、汗をよくかく、動悸、頻回の便通、食欲亢進、原因不明の体重減少などの症状が現れる。

甲状腺機能亢進症には、甲状腺を正常な状態に戻し、ホルモンの産生を抑えることを狙った治療法がいくつかある。

チロキシン

インスリン

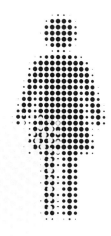

産生部位

インスリンは胃のすぐ後ろにある器官、膵臓から血液中に放出される。膵臓の90％以上は消化に関わっているが、ごく一部の細胞は内分泌系の一部としていくつかのホルモンの産生を担っている。インスリンを作るのは、膵臓のβ細胞だ。これらの特殊化細胞は膵臓のランゲルハンス島と呼ばれる領域にある。インスリンという名前は、島という意味のラテン語「インスラ（insula）」に由来する。

構造

インスリンはタンパク質ホルモンに分類される。

作用

インスリンにはいくつもの作用があるが、最もよく知られている役割は血液中や細胞内の糖の濃度の調節だ。炭水化物が体内で分解されると、ブドウ糖と呼ばれる糖の一種に変わり、これが細胞の主なエネルギー源になる。インスリンは筋肉、肝臓、脂肪組織の細胞

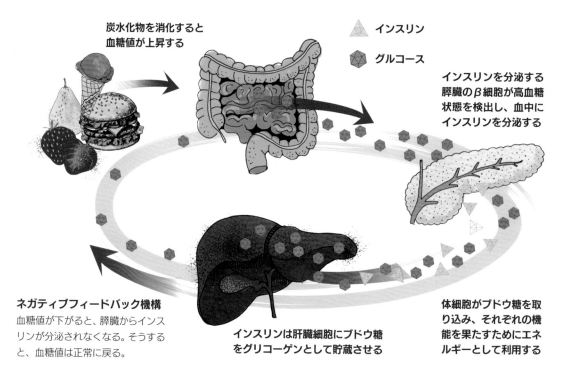

炭水化物を消化すると
血糖値が上昇する

△ インスリン

⬡ グルコース

インスリンを分泌する
膵臓のβ細胞が高血糖
状態を検出し、血中に
インスリンを分泌する

ネガティブフィードバック機構
血糖値が下がると、膵臓からインスリンが分泌されなくなる。そうすると、血糖値は正常に戻る。

インスリンは肝臓細胞にブドウ糖
をグリコーゲンとして貯蔵させる

体細胞がブドウ糖を取
り込み、それぞれの機
能を果たすためにエネ
ルギーとして利用する

がブドウ糖を取り込み、使えるようにする。インスリンが出なければ、体の細胞はブドウ糖をエネルギー源として使うことができず、栄養不足に陥り正常に機能しなくなる。細胞で使われなかったブドウ糖は、ブドウ糖濃度が下がり過ぎたときのエネルギー源になれるよう、脂肪となって蓄えられる。

インスリンには、タンパク質が分解されたアミノ酸を細胞に届けるといった代謝効果もある。この過程が妨げられると、筋肉を作ることが難しくなる。

合成・分泌

健康な人の場合は、体の代謝に必要な量と食事量のバランスを保つために、インスリンの放出が厳密に調節されている。この複雑なプロセスには、膵臓を含む消化器系で働くほかのホルモンも関わっている。膵臓による糖の濃度の調節は、ネガティブフィードバック機構（28ページ参照）の一例だ。何かを食べると、ブドウ糖（糖分）が消化器から吸収され、血液中に送り込まれる。血糖値が上昇すると、細胞がブドウ糖を取り込んで使うことができるように、膵臓からのインスリン分泌が促される。インスリンが分泌されると血糖値が下がり、血糖値が下がるとインスリンの分泌量も減少する。

インスリンの作用は、こちらも膵臓から分泌されるホルモン、グルカゴンと連携している。インスリンの役割は必要に応じて血糖値

を下げることだが、グルカゴンは血糖値が下がり過ぎたときに血糖値を上昇させるように働く。

過剰になると…

インスリン濃度が上昇し過ぎると、体細胞が血液中のブドウ糖を過剰に取り込もうとする。その結果、血糖値が異常に低い値まで下がる低血糖という症状が引き起こされる。すると体は肝臓に蓄えていたブドウ糖を放出し、血糖値を正常に戻そうとする。血糖値が下がると、動悸、発汗、空腹、不安、振戦（震え）、顔色が悪くなるなどの症状が出る。これらは状態を悪化させないため、特に脳の機能を維持するために、糖分を含むおやつや飲み物が必要だという体からのサインだ。

不足すると…

糖尿病を患うと、インスリンが低い状態、場合によってはほとんど存在しないような状態になったり、体内で正常にインスリンが機能しなくなったりする。I型糖尿病と一部のII型糖尿病では、血糖値をコントロールするためにインスリン注射（および血糖値のこまめな測定）が必要になる。II型糖尿病は、血糖値をしっかりチェックしながら炭水化物の摂取を制限すれば管理できることが多い。

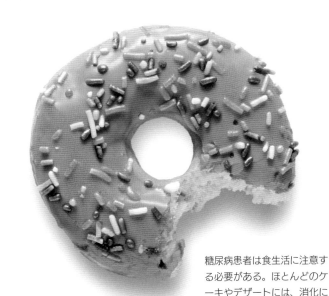

糖尿病患者は食生活に注意する必要がある。ほとんどのケーキやデザートには、消化に時間がかかる複合炭水化物よりも短時間で血糖値を上昇させる単糖が含まれている。

糖尿病

糖尿病には３つの型があり、症状や血液検査、尿検査などで診断結果が変わる。自己免疫性のⅠ型糖尿病、Ⅱ型糖尿病、妊娠中の女性が発症する妊娠糖尿病だ。Ⅱ型糖尿病は最も患者数が多く、患者自身の健康のみならず、世界各国の医療予算にも大きな影響を与えている。

Ⅰ型糖尿病

　Ⅰ型糖尿病は、糖尿病全体のおよそ10%を占める。Ⅰ型糖尿病は自己免疫疾患であり、インスリンを産生する膵臓のβ細胞が壊れて血糖値を調節するインスリンを作れなくなるために起こる。

　成人前に最初の診断を受けることが多く、発症年齢は10〜14歳が最多となっている。以前は若年性糖尿病と呼ばれていたが、どの年齢でも発症する可能性があるため、この言葉はあまり使われなくなった。インスリン依存性糖尿病と呼ばれることもある。

　主な症状には、のどの異常な渇き、頻尿、日中の倦怠感、原因不明の体重減少などがある。Ⅱ型糖尿病と同じく、心臓病、脳卒中、肝臓病、網膜症（目の奥にある網膜が損傷を受け、失明することもある）などの長期合併症を伴うこともある。

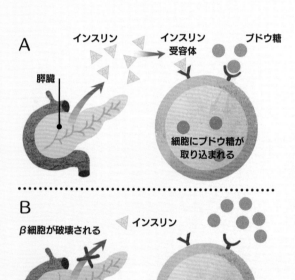

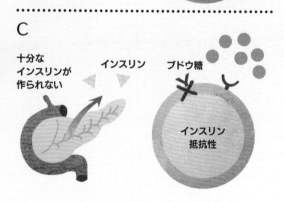

インスリンの分泌　（A）健康な膵臓ではインスリンが作られる。インスリンは体細胞のインスリン受容体と結合し、ブドウ糖を取り込みやすくする。（B）Ⅰ型糖尿病の場合、β細胞が壊れて、インスリンがまったく、あるいはほとんど作られない。（C）Ⅱ型糖尿病の場合、インスリンが十分に作られないか、体細胞が抵抗性を持っているためにインスリンが作用しない。インスリン不足と抵抗性の両方の条件がそろっていることもある。（B）と（C）の場合には、ブドウ糖がうまく取り込まれない。

自己免疫疾患

　I型糖尿病は、免疫反応が正常に機能しないために起こる（139ページ参照）。免疫系が膵臓のβ細胞を誤って標的と認識し、細胞を殺してしまうのだ。これらのインスリン分泌細胞が破壊されると、体が血糖値をコントロールできなくなり、糖尿病の症状が現れる。

　1921年以前、I型糖尿病はかなり珍しい病気だった。この病気にかかるのはほとんどが子どもで、余命は診断を受けてから長くて1〜2年だった。やがてインスリンが発見され、1922年1月11日に14歳の少年への最初の使用が成功した。これは現代医学による最も素晴らしい成果の1つといえる。注射やポンプを使ったインスリンの投与は、現在でもI型糖尿病に効果がある唯一の治療法だ。しかし、糖尿病治療の研究は現在も進められており、人工膵臓（インスリンを出す装置）やカプセル化膵島細胞（幹細胞から培養したインスリン分泌細胞を移植）、糖尿病ワクチン（インスリン分泌β細胞を破壊する免疫反応を抑える）などが候補に挙がっている。

インスリン抵抗性

　インスリン抵抗性という言葉は、筋肉、肝臓、脂肪組織の細胞がインスリンを効果的に利用できなくなった状態を表す。そうなると、十分なブドウ糖を血液中から細胞に取り込むことができず、高血糖状態が続くことになる。インスリン抵抗性は、糖尿病予備軍（148ページ参照）の兆候であることも多い。糖尿病は肥満と関係があり、インドやトンガ、ベリーズなどの、特に都市部で患者が多いといった地域差もある。

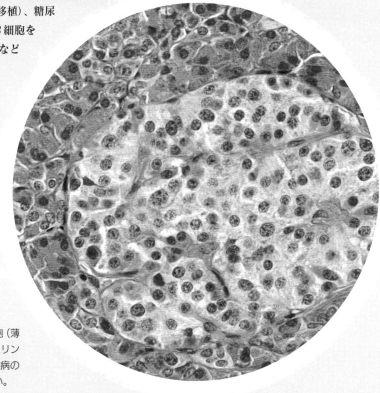

研究室で幹細胞から膵島細胞（薄いピンク）を培養してインスリンを作る技術は、今後I型糖尿病の治療で活躍するかもしれない。

Ⅱ型糖尿病

Ⅱ型糖尿病は最も多いタイプの糖尿病で、糖尿病全体の90％を占め、現在も患者が増え続けている。推定では、世界の人口の約10％が糖尿病にかかっているとされる。Ⅱ型糖尿病では、代謝異常により高血糖状態が起こる。糖尿病を発症すると、体で作られたインスリンが十分に作用しなくなったり（インスリン抵抗性）、必要な量のインスリンが作られず血糖値をコントロールできなくなったりする。

　かつて成人発症型糖尿病と呼ばれたⅡ型糖尿病は、中高年で診断されることが最も多い。しかし、近年の肥満（主な原因だと考えられている）の増加に伴い、若年層の糖尿病も増えており、子どものうちに糖尿病と診断される患者もいる。

　Ⅱ型糖尿病の主な症状は、のどの異常な渇き、頻尿、強い空腹感と倦怠感、筋肉量の減少などだ。症状はⅠ型糖尿病によく似ているが、進行が遅いため、病気になかなか気づかないこともある。

定期的な血糖測定は糖尿病患者が病気を管理するのに役立つ。特に治療薬を使っている場合は重要だ。

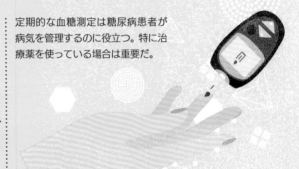

Ⅰ型糖尿病	Ⅱ型糖尿病
ほとんどは子どものうちに診断される。	たいていは30歳以上で診断される。
肥満とは無関係。	肥満に関係していることが多い。
治療はインスリン注射またはインスリンポンプを使用。	最初は薬を使わない治療から始めるのが一般的。
インスリン投与以外に血糖値をコントロールする手段はない。	糖質を制限するだけで血糖値をコントロールできることもある。
対症療法以外の治療手段はない。	肥満外科手術で好転することもある（164ページ参照）。

肥満

　II型糖尿病の正確な原因は完全には解明されていないが、肥満が大きなリスク因子であり、糖尿病発症リスクの80～85％程度を占めると考えられている。最近の研究では、太り過ぎで、特に腹部に大量の脂肪がついている人は、肥満指数（BMI）が22未満の人に比べると最大80倍もII型糖尿病にかかりやすいことが示唆されている。BMIの正常範囲は18.5～24.9だが、この指数はあくまで体重から計算した指標であり、脂肪の割合ではないことを忘れてはならない。BMIでは、筋肉の割合が多いアスリートが太り過ぎと判定されることもある。

　肥満とII型糖尿病が関連している理由は分かっていないが、いくつかの説は浮上している。腹部に脂肪がついていると、炎症を誘発する化学物質が脂肪細胞から放出され、インスリン反応性細胞のインスリン反応性を低下させる可能性があることが、研究によって示唆されている。このインスリン抵抗性は、糖尿病の大きな特徴だ。

　I型糖尿病と同様、II型糖尿病もそのまま放置すると、慢性的な高血糖状態によって体の器官が損傷を受け、心臓病、腎臓病、脳卒中、神経損傷、網膜症などを併発することがある。

　よいニュースもある。多くのII型糖尿病患者は、糖質の摂取を減らす、ダイエットするなど生活習慣を改めることで、血糖値をコントロールできるようになる。つまり、ずっと薬を飲み続ける必要がなくなるわけだ。体のインスリン抵抗性を改善する糖尿病治療薬、メトホルミンが処方されることもある。患者によっては、長期間にわたるインスリン注射が必要になる場合もある。

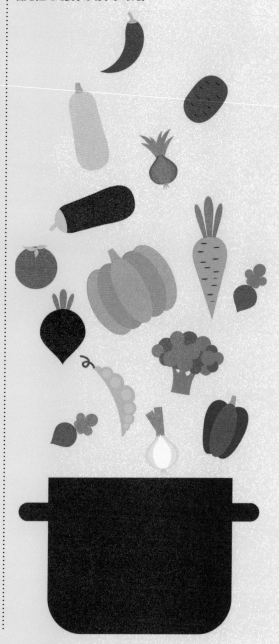

II型糖尿病を予防するには、野菜たっぷりで、糖分の多い加工食品を控えた食事がおすすめだ。

健やかな毎日を送るために

　糖尿病、特にⅡ型糖尿病は非常によくある病気で、患者数は増え続けており、予防や日常的な症状の管理、また長期的な健康への影響を最小限に抑えることに重点が置かれている。ストレスは私たちのさまざまなホルモンに悪影響を及ぼすこともあるが、幸いにしてⅡ型糖尿病の進行を防ぐ方法のいくつかは、こうしたストレスの作用にも効く。

♥ Ⅱ型糖尿病を食い止める

　1920年代にインスリンが発見されたおかげで、糖尿病は生死に関わる病気から慢性疾患の1つへと変わった。現時点でⅠ型糖尿病を予防することはできないが、遺伝的にこの病気を発症しやすい人々の免疫反応の異常を予防し、Ⅰ型糖尿病の発症を未然に防ぐワクチンの開発が進められている。

　Ⅱ型糖尿病では事情が異なる。こちらは、最大のリスク因子が太り過ぎであるため、医師は減量をすすめる。目標は、腹囲を女性で90cm、男性で85cmまで減らすことだ。加工食品を控え、バランスの取れた食生活を通じて減量すれば、糖分と脂肪分が多い食品がもたらす健康リスクを回避できるというおまけもついてくる。

　糖尿病予備軍とは、いずれⅡ型糖尿病に進行する恐れのある代謝異常を抱えた状態だ。血糖値が正常値より高めなものの、糖尿病と診断されるほどの高値ではない場合に該当する。糖尿病予備軍に現れる症状（腹部の過剰な脂肪、高血圧など、総称してメタボリックシンドロームと呼ばれる）は、そのままの生活を続けたら、本格的なⅡ型糖尿病が待ち構えていることを警告している。しかし、よいニュースがある。体重を減らし、健康的でバランスのよい食事を取り、運動をしていれば、血糖値が正常範囲に戻り、Ⅱ型糖尿病を予防できるのだ。

　糖尿病になると、認知症に関わる記憶力の低下が早まることもある。糖尿病を予防し、効果的に管理することにより、最大で4人に1人の認知症を予防できる可能性があるという試算結果が出ている。

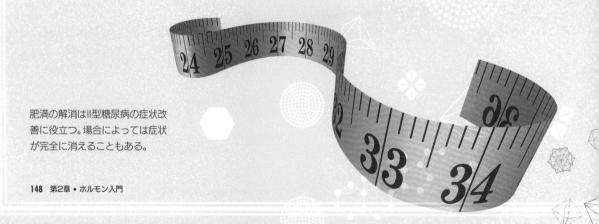

肥満の解消はⅡ型糖尿病の症状改善に役立つ。場合によっては症状が完全に消えることもある。

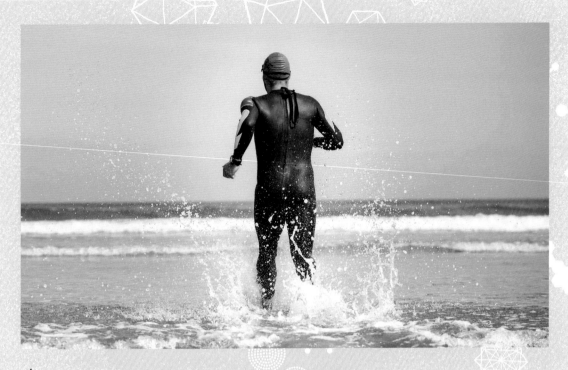

🎈 ストレス

　ストレスは免疫反応全般に影響するが、コルチゾールやアドレナリンなどストレスホルモンの作用も部分的に関わっている。ストレスは困難に立ち向かう意欲と力を与えてくれるため、短時間ならよい方向に作用することもあるが、長期間に及ぶ慢性的なストレスはホルモンと健康に有害な影響をもたらす。現在の医学研究では、仕事を頑張り過ぎる女性は糖尿病にかかるリスクが高まると考えられている。カナダで実施された調査によると、週の労働時間が45時間を超える女性は、労働時間が30〜40時間の女性に比べて63%も糖尿病にかかりやすいことが分かった。一方、男性ではそうした相関は見つかっていない。是非はさておき、男性はきつい仕事と家事・育児を両立している場合が少ないからではないかと研究者たちは推測している。慢性的なストレス反応も一因かもしれないが、不健康な食生活にも原因がありそうだ。というのも、体重で結果を補正すると、差が大幅に縮まるからだ。

とても冷たい水の中を泳ぐと、闘争・逃走反応が誘発され、ストレスホルモンが分泌されて心臓と肺の機能が活発になる。このように代謝活動が活発になると、脂肪の燃焼が促進され、体重が減るという利点もある。

💗 運動

　常に活動的でいることは誰にとっても大切だが、糖尿病のリスクを抱える人々にとっては特に重要だ。少しの運動でも、インスリン感受性が改善し、体重がコントロールされ、脳内の重要な幸せホルモンやストレスを解消するホルモンの分泌が大幅に上昇する（111ページ参照）。30分以上の運動を週に5日行うのがおすすめだ。早歩きやテニスの試合、ジョギングなどの心拍数が上がるような活動によい効果が期待できる。

♥ 食事

I型糖尿病患者への栄養に関するアドバイスは、糖尿病を患っていない人に対する場合とほとんど変わらない。タンパク質、炭水化物、果物や野菜をバランスよく食べ、加工食品はなるべく避ける。ただし、糖分の多い食べ物が血糖値にどのような悪影響を与えるかは気にしなければならない。つまり、注射するインスリンの量と摂取した食べ物の量のバランスを保たなければならず、毎食ごとに炭水化物の量を計算するカーボカウントが重要になる。

II型糖尿病は食生活に改善で対処することができるが、インスリンの投与が必要なケースもある。II型糖尿病患者が目指すべきは、健康的であることはもちろん、低グリセミックインデックス（GI）を重視する食生活だ。GIは、その食品に含まれる炭水化物が体内でブドウ糖に分解されるスピードを表している。GI値が低い（55以下）炭水化物は消化、吸収、代謝に時間がかかるため、血糖値の上昇が抑えられ、上昇速度もゆっくりになる。それに伴い、たいていの場合インスリン濃度の上昇も抑えられる。高GI食品には精白された小麦を原料とするパンやビスケットなどがあり、低GI食品としては全粒粉のパンや米、豆、葉物野菜などが挙げられる。低GI食を実践すると、インスリン不足やインスリン抵抗性に苦しむII型糖尿病患者にとってコントロールが難しい血糖値の急上昇、いわゆる「血糖値スパイク」を防ぐことができる。

炭水化物を抑えた食事は、ダイエットや血糖値の低下にも効果がある。中には、さらに踏み込んでカロリー摂取量を大幅に抑える人々もいる。2011年に英国で行われた研究では、1日の摂取カロリーを600kcalに抑えた食生活を8週間続けた被験者11人のうち7人で、II型糖尿病の改善が見られた。この発見を受けて、現在さらなる大規模研究が進められている。ただし、このような過激な食事療法を試みる場合や、栄養摂取を大幅に変えようとするときは、必ず担当医に相談してほしい。

💣 妊娠——特殊な例

妊娠中は胎盤から母体がインスリンに反応しにくくなるようなホルモンが分泌される（いわゆるインスリン抵抗性、145ページ参照）。程度の差はあれ、インスリン抵抗性はすべての妊婦に現れる。これは、成長する胎児に十分な栄養が送られるようにするためだ。妊娠中はインスリン抵抗性を補うようにインスリンの分泌量も増加するが、中には十分なインスリンを作ることができず、妊娠糖尿病を発症する場合もある。世界の女性の2〜9%が妊娠糖尿病を経験する。

妊娠糖尿病は、II型糖尿病と同様に、まずは食生活を変え、それから必要であればインスリン治療やメトホルミン治療を行う。妊娠糖尿病は出産後に治ることがほとんどだが、その後の人生でII型糖尿病を発症するリスクが高まる。

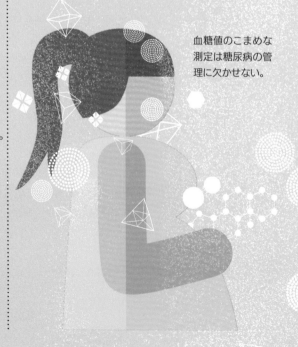

血糖値のこまめな測定は糖尿病の管理に欠かせない。

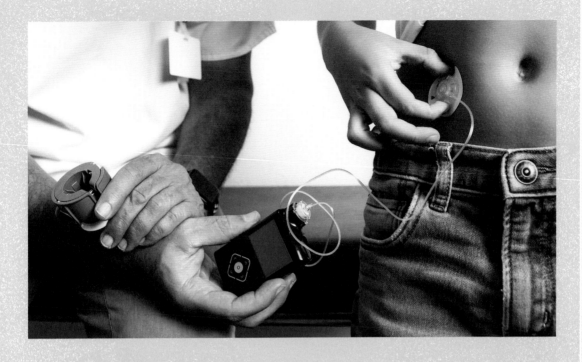

💙 糖尿病治療の未来

　糖尿病は一生つきあい続けなければならない病気だが、希望の光も見えつつある。人工の「オン・オフスイッチ」という安全機構を内蔵することにより、血糖値が急激に低下して低血糖症（精神錯乱などの症状を引き起こし、死に至ることもある）に陥る可能性を減らしながら病気を改善する、新しいタイプのインスリンの開発が進められているのだ。この新たなインスリンはまだ開発中だが、人間を対象にした最初の治験が今後5年以内に始まると予想されている。

　研究者たちは初めて、患者ごとに血糖値の状態を把握し、体が必要とするインスリンを予測して正確に反応する人工膵臓を開発した。この人工膵臓は患者ごとの食後の体の反応をつかむアルゴリズムを備える。測定された血糖値がシステムに蓄積されるにつれて学習を重ね、より患者に合った対応が可能になる。このインテリジェントな技術はまだ治験の段階だが、血糖値管理が大幅に進歩し、糖尿病合併症が最小限に抑え

インスリンポンプは皮膚センサーを使用して血糖値を測る。測定されたデータがセンサーからモニターに送られ、適切な量のインスリンが届いているかどうか確認される仕組みだ。技術の進歩により、利便性や有効性が向上し、より効率的にインスリンを届けてよりしっかりと血糖値をコントロールできるようになっている。

られ、患者の寿命を延ばすという未来への道が開けつつある。

💙 ストレスを減らし、しっかり眠る

　睡眠とストレスは互いに影響し合っている。ストレスがあると眠れなくなるが、しっかり眠るとストレスの影響が軽減される。体だけでなく心の健康にも気を配るには、前向きに考える、精神的によい形で忙しくする（たとえば、楽器演奏のような新しい技能を身につける）、マインドフルネスや瞑想に取り組むといった方法が有効だ。

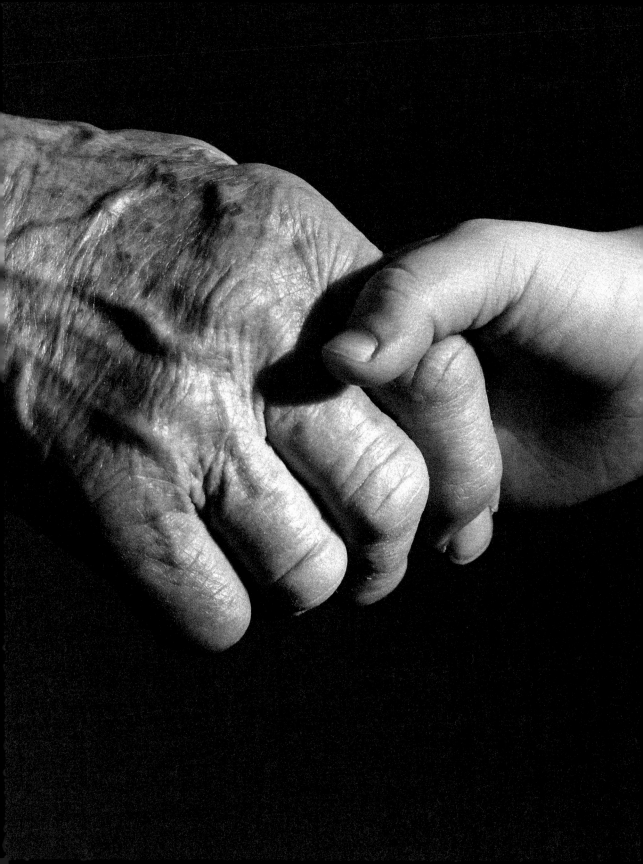

老化

　老化は、遺伝、代謝、性別、生活習慣というピースで形成された複雑なジグソーパズルのようだ。このパズルはピースの種類も数もあまりに多いため、科学者たちは今もどのピースがどこにはまるのかを探す作業に追われている。それでも、全体の絵柄が見えてくるにつれ、ホルモンが老化にどのように関わっているのか、より明らかになるだろう。

154　加齢に伴うホルモンの変化
158　健やかな毎日を送るために

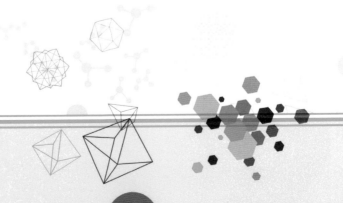

加齢に伴うホルモンの変化

多くのホルモンは、年齢ととともに自然に量が減っていく。増えるものはごくわずかだ。このようなホルモンの変化とそれに伴う影響について知っていれば、その変化に合わせて食事や睡眠のパターンなどの生活習慣を変え、人生の後半を最高の状態で送れるようになるだろう。

骨密度

　加齢とともに紫外線に対する皮膚の反応が低下し、産生されるビタミンDが最大50%も減少するが、この変化は骨に悪影響を及ぼす。エストロゲンが次第に減少し、骨にも影響が出る閉経後の女性（89ページ参照）にとってはダブルパンチだ。その結果、閉経後の女性は男性に比べて（骨密度が低下する）骨粗しょう症にかかりやすく、骨折もしやすい。男性はそもそもピーク時の骨量が多いことにも助けられている（性別にかかわらず、骨密度は30歳前後で最高になる）。男性ホルモンの代表格であるテストステロンも加齢とともに緩やかに減少するが、テストステロンによる骨の保護効果は女性のエストロゲンに比べればかなり低い。

大人になると成長ホルモンが減少するが、それに伴って体重が増え、同時に筋肉量は減少する。しかし、成長ホルモンの減少は、がんや糖尿病など加齢とともに増える病気から体を守ってくれている可能性もある

頭髪と性ホルモン

男性の中には、壮年性脱毛症になりやすい人がいる。これは遺伝的な体質で、頭の毛包がテストステロンに反応して収縮し、細胞が死んで髪の毛が生えなくなる。女性の中にも年を取ると髪が薄くなる人がいるが、これもエストロゲンの減少が影響しているのかもしれない。

男性の脱毛症は頭皮の毛包にのみ影響するため、頭がはげてもあごひげを伸ばすことはできる。

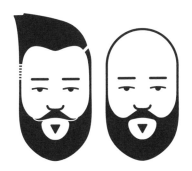

水分補給

高齢者はのどの渇きを感じにくくなっていることが多く、脱水を起こしやすい。加齢により、のどの渇きを伝える信号を体が出せなくなるのか、そのような信号が出ていても脳がうまく認識できなくなるのかは分かっていない。脳スキャンで調べると、若い人のほうがのどの渇きが収まるまでに必要な水の量がはるかに多いことが明らかになった。その結果、高齢者は体の水分維持に必要な量の水を飲んでいないことが多いのだ。

細胞の水分量を維持する作用があるホルモン、バソプレシンの分泌も加齢とともに不安定になる。年を取ると、体が夜間に抗利尿ホルモンのバソプレシンを十分に作れなくなり、尿が過剰に作られて夜の間に何回もトイレに通うことになる。

性ホルモンの減少

人生の後半で起こる性ホルモンの減少は、特に女性に影響を及ぼす。更年期に入ると、エストロゲンとプロゲステロンの分泌が急激に減少するため、体にさまざまな症状が現れる（91ページ参照）。ホルモン量の低下は、心臓病、骨粗しょう症のリスクを高め、集中力や記憶力も低下させる。

男性のテストステロンの減少はもっと緩やかで、ピークを迎える25歳から30歳以降は年に1～2％ずつ減っていき、70歳を迎える頃にはピーク時の30％前後にまで低下する。このような減少が老化とどの程度直接的に関係しているのか、年齢だけでなく慢性的なストレスや病気、薬の服用などとの相乗効果もあるのどうかは分かっていない。高齢になってテストステロンの量が低下しても、男性には特に問題が起こらないことがほとんどだ。ただし、わずか2％だが、テストステロンの低下が原因だと考えられている「男性更年期」の症状が現れる。生活習慣とストレスやうつなど心理的要因も関係しているかもしれない。

ホルモンの減少は閉経後の女性の代謝活動の低下にも関与している可能性がある。

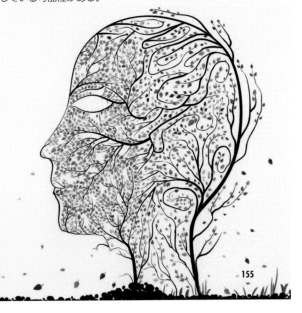

睡眠の質

　年を取るにつれて、ストレスへの反応に関わる重要なホルモン系である視床下部－下垂体－副腎軸（HPA系）の調節がうまくいかなくなる。1つには、ストレスホルモンであるコルチゾールの量が増えるためだ。その影響は、体温、ホルモン分泌、睡眠・覚醒サイクルを調節する24時間の概日リズムの乱れにも現れる。

　コルチゾールの濃度は、朝がいちばん高く、徐々に下がり、やがて睡眠ホルモンのメラトニンと逆転するのが理想的だ。しかし、40代以降はコルチゾールの分泌がしばしば理想から遠ざかっていく。その場合、コルチゾール濃度が夕方遅くから夜中にかけて上昇し、一方でメラトニンの分泌は低下する。これでは、良質な睡眠は望めない（100ページ参照）。2014年の研究では、夜間のコルチゾール濃度の高さは65〜90歳のフレイル（老化による衰え）とも関連しており、入浴や着替えといった日常的作業をより困難にしていることが示された。

脳の変化

　メラトニンにも抗酸化作用があり、免疫系の機能を助けてくれる。そのため、メラトニンが減少すると、アルツハイマー病やパーキンソン病などの加齢性疾患（加齢とともに増える病気）を発症しやすくなり、これらの病気が重症化しやすくなる可能性がある。アルツハイマー病の特徴の1つとして、概日リズムの乱れが挙げられる。2018年の研究では、メラトニンの分泌低下や概日リズムの乱れがアルツハイマー病を早期発見する手がかりになる可能性が示された。早期に治療を開始できれば、病気の進行を遅らせることができる。

　しかし、私たちのホルモンには記憶力低下や認知症の発症・進行を抑える作用があるといわれている。いわゆる「幸せホルモン」の1つ、セロトニンは記憶の生成にも関わっている。2017年に行われた脳イメージングの研究では、軽度の記憶障害がある被験者（平均年齢66歳）のセロトニン濃度は、記憶力に問題のない被験者に比べて低いことが示された。現在は、セロトニンの作用を高めたり、分泌量を増やしたりする方法が研究されている。軽度の記憶障害の悪化を防ぎ、認知症への進行を遅らせることが狙いだ。

一般的にホルモンの産生は年齢とともに低下するが、中にはほかのホルモンよりも急激に減少するホルモンもある。

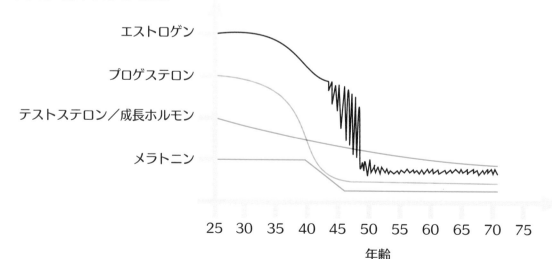

エストロゲン

プログステロン

テストステロン／成長ホルモン

メラトニン

25　30　35　40　45　50　55　60　65　70　75

年齢

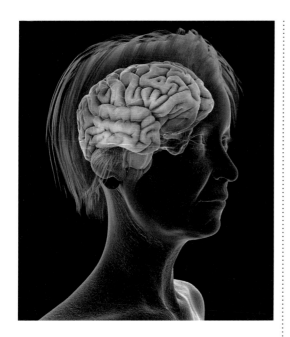

認知症の研究

　アルツハイマー病を含め、認知症は男性よりも女性に多い。原因は病気や高血圧などさまざまだが、女性は女性ホルモン、特にエストロゲンの影響を受けているせいもあるかもしれない。2018年の研究では、初潮が早い、閉経が遅い、または2回以上の出産経験がある女性は認知症を発症しにくいことが分かった。ただし、女性ホルモンそのものが認知症の原因ではなく、更年期の急激な女性ホルモンの変化が原因になっている可能性もある。

　ホルモン補充療法（HRT、通常はエストロゲンとプロゲステロンを併用）でアルツハイマー病を予防できるのか、あるいはHRTが発症に関わっているのかは明らかになっておらず、研究結果もまちまちだ。2018年の時点で判明している事実によれば、早発閉

活動的であり続けることで、成長ホルモンやエストロゲンなど筋肉量や骨密度に影響するホルモンの減少を抑えられる。

エストロゲンなどのホルモンは、認知症に見られる記憶力の低下に関わっている可能性がある。

経で短期間のHRTを行った場合、認知能力にはリスクもメリットもほとんど見られない。

食事のパターンの変化

　高齢になると食欲が落ちるが、嗅覚と味覚が鈍くなることがその一因だ。しかし、65歳前後から食欲を刺激するホルモンのグレリンが徐々に減少することも関係しているかもしれない。グレリンには多くの作用があるため、分泌が低下すると糖代謝の変化（II型糖尿病のリスクが高まる）、高血圧、免疫低下につながる恐れがある。

　体重が増えることには、食事の中身も関わってくるが、満腹になったことを知らせるホルモンも関係している。加齢とともに、体の細胞がレプチンを効果的に使うことができなくなり、太りやすくなる。インスリン抵抗性と同様に、レプチン抵抗性も中高年の肥満率の上昇に関わっている。しかし、レプチン抵抗性は脳内の神経細胞の生存と作用の両方によい影響を及ぼし、記憶力の低下を防いでいるようだ。

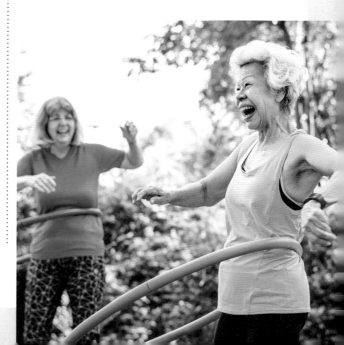

健やかな毎日を送るために

加齢に伴うホルモンの変化を正常な現象と見なすべきか、それとも
治療すべきか、科学者の間でも議論が続いている。ホルモン補充療
法など、実績のあるサプリメントも存在し、最近の研究では治療薬
の新たな方向性が示されている。しかし、加齢の兆候をより自然な
形で予防・管理するには、生活習慣の改善も同じくらい重要だ。

♥ 健康的な食生活

　ホルモンのためによい食事は、健康のためにもよ
い。新鮮な野菜と果物、魚、オリーブオイルやえごま
油、豆類と少量の乳製品、豚肉の赤身、それに赤ワイ
ンや緑茶は、ホルモンの産生にも、腸内細菌にも必要
な栄養素を与えてくれる。ブロッコリーやニンジンな
ど食物繊維が豊富な野菜を増やすと、セロトニンが作
られるときに活躍する腸内の善玉菌に栄養が行き渡
る。大豆製品、乳製品、肉類、魚介類などには、セロ
トニンとメラトニンの原料になるトリプトファンが
豊富に含まれている。

　II型糖尿病のリスクは年齢とともに高まる。年を取
るにつれて体重が増え、運動量が減るためだ。しかし、
II型糖尿病はきめ細かな食事管理によって治療でき
ることが、英国はじめ各地の実験で示されている
（150ページ参照）。

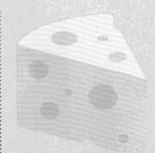

カルシウムとビタミ
ンDが豊富な乳製品
は健康的な骨と歯の
維持に役立つ。

　栄養素であり、ホルモンでもあるビタミンDは、主
に皮膚に強い日光を短時間浴びることで作られる。ま
た、ミネラルのカルシウムと同様に、食事やサプリメ
ントで取ることもできる。毎日ビタミンD（800 IU）
とカルシウム（1000 IU、乳製品で取るのが望まし
い）を摂取すると、高齢者の骨折率が12〜30%下が
ることを示す研究結果もある。

♥ ビタミンDのメリット

　骨粗しょう症は、老化に伴う病気の代表格。最新
のガイドラインでは、介護施設の入居者を含め、骨粗
しょう症にかかるリスクが高いグループは年間を通
してビタミンDのサプリメントを摂取するようすす
めている。そうすることで骨が健康に保たれ、免疫反
応におけるビタミンDの役割が強化される。

♥ ぐっすり眠る

　十分な睡眠は、心身の健康維持と体重管理にとって
極めて重要だ。夜にぐっすり眠れると、注意力が高ま
り、ストレスや物忘れが減る。ホルモンの活動が低下
して脳の衰えに悩まされる時期には、特に重要性の高
いメリットだといえるだろう。たった一晩眠れなかっ
ただけでも、インスリン感受性は大幅に低下し、レプ

チンやグレリンの濃度にも影響が出て、食欲が増し、健康に悪いものが食べたくなる。

💙 運動を続ける

加齢とともにインスリン感受性が低下すると、APMKと呼ばれる酵素を活性化するために運動が必要になる。そうすることでインスリン感受性が高まり、脂肪の分解が促される。Ⅱ型糖尿病の予備軍に見られるインスリン抵抗性が現れないようにするためには、体脂肪率を健康的な範囲に保つことも重要だ。心拍数が上がるような運動（早歩きやジョギング）、ウエートトレーニング、テニスなどラケットとボールを使うスポーツには、どれも老化の影響をある程度食い止める効果がある。

💙 健康に長生きする

老化に関わる過程の1つが、遺伝子を含む染色体の末端を保護する役目を持つ末端構造、テロメアの短縮だ。細胞分裂（成長や修復のために自然に発生するプロセスの一環）が起こるたびに、テロメアは短くなり、最終的に細胞は分裂できなくなって死ぬ。つまり、テロメアは細胞の寿命を刻む時計のようなものだ。合成ステロイドホルモンのダナゾールは、テロメラーゼと呼ばれる酵素の産生を刺激することが示されている。テロメラーゼには、DNAの末端を保護するテロメアの長さを維持する効果がある。この研究はまだごく初期の段階だが、ホルモン治療で遺伝物質を良好な状態に保てるだけでなく、より長く健康的に人生を楽しめるようになるかもしれないという、実に興味深い可能性が提起されている。

💙 充実した日々を過ごす

人と関わる行事に定期的に参加することや、友だちや家族と交流を保つことは、健康によい効果をもたらすことが研究で示されている。高齢者の孤独感を和らげると、うつや心臓病の発症率も低下する。

社会的な交流は、高齢者のコルチゾールによるホルモンストレス反応を軽減し、「絆ホルモン」ことオキシトシンの濃度を上げる。

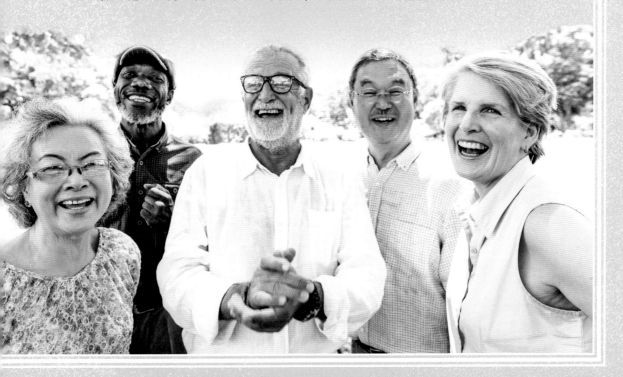

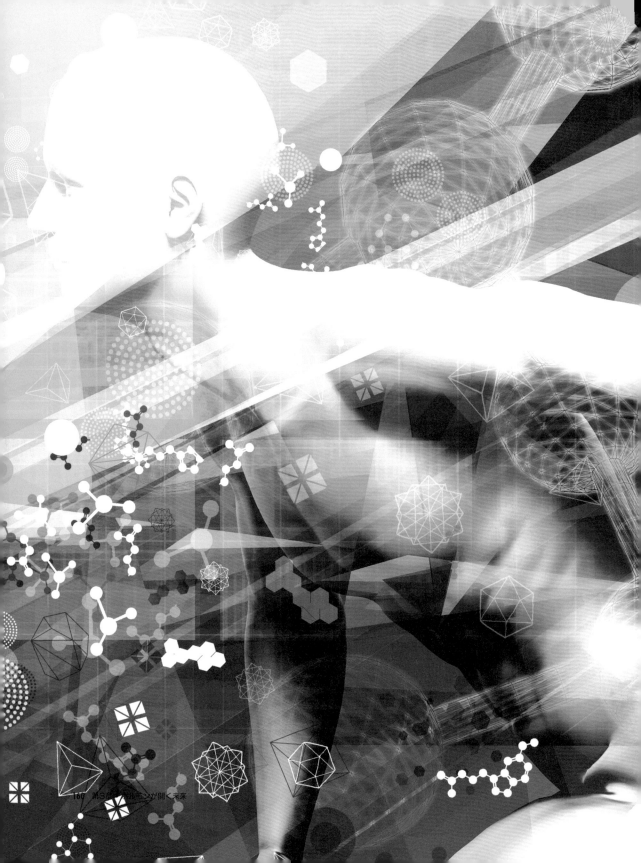

第 3 章

ホルモンが開く未来

　この章では、ホルモンの基本的な働きの先にある、最先端の画期的な科学的・医学的研究が目指す未来について、ファクトとフィクションを厳しく見分けながら紹介していく。中には、性転換から不妊治療、農業から能力向上薬まで、新聞のトップを飾りそうな話題もある。また、人間のせいで環境に入り込んだ化学物質が動物や人間のホルモンの作用に与える影響、さらにホルモンががんの成長とがん治療で果たす役割についても見ていく。章の最後には、近い将来実現しそうな人工内分泌器官や感情を持つロボットなど、ホルモン研究の未来ものぞいてみよう。

人間の体では約50種類のホルモン
が分泌され、循環している。

内分泌学と
神経内分泌学

内分泌学は、ホルモンと、ホルモンを分泌する分泌腺・分泌器官を研究する科学分野だ。神経系と内分泌系には深い関係があるため、内分泌学の中には神経内分泌学という領域もある。

行動内分泌学は、神経系と内分泌系がどのように行動に影響し、行動をつかさどるかを調べる

内分泌科医の仕事

　内分泌疾患に関連する症状で医者にかかる患者は、直接的であれ間接的であれ、内分泌学の専門家であり、ホルモン関連の病気の治療にあたる内分泌科医の世話になる。

神経内分泌学

　神経内分泌学は、脳がどのようにホルモンの産生と活動を調節するかを研究する学問だ。医学の一分野であり、発達や神経系内の伝達にホルモンがどのように関わっているかも研究している。

　内分泌系と神経系の関係の解明が進むなか、体内のほぼすべての器官に神経内分泌細胞という特殊化細胞が存在することが分かってきた。神経内分泌細胞は、神経系からの電気信号を受け取るニューロンに似ているが、内分泌系の細胞と同様にホルモンも分泌する。これらの細胞は消化の調節において特に重要であり、消化管での密度が高い。神経内分泌学で特に活気があるのは、神経疾患の治療にホルモンを利用する研究だ。たとえば、アルツハイマー病の発症リスクを低下させるエストロゲンの役割（157ページ参照）が注目されている。

ホルモン関連疾患の患者は内分泌科の臨床医に紹介される。内分泌科医は症状を診察して詳しい検査を指示する。

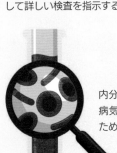

内分泌科の看護師が病気の原因を調べるため検査する。

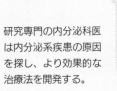

研究専門の内分泌科医は内分泌系疾患の原因を探し、より効果的な治療法を開発する。

エピジェネティクス

内分泌系の機能はさまざまな要因の影響を受けるが、ゲノムもその1つだ。たとえば、遺伝子配列がわずかに異なると、Ⅰ型糖尿病を発症しやすい体質になることがある。体の外部環境や内部環境も影響する。偏った食事や肥満は、インスリン抵抗性やⅡ型糖尿病を招きやすい。しかし、要因はそれだけではなく、遺伝子と環境をつなぐエピジェネティクスという遺伝子発現の調節機構も関係する。

ゲノムが"生命のレシピ本"だとしたら、エピジェネティクスはあるレシピには付箋をつけて探しやすくし、別のページは糊で貼り付けてレシピを読めないようにする"道具"だといえる。この道具は何らかの環境的なきっかけに反応して、レシピに変化を加えることなく、どのレシピを使うかの決定に影響を及ぼす。最も重要なのは、"道具箱"も遺伝するという点だ。つまり、両親から受け継ぐのは遺伝子だけでなく、どの遺伝子にスイッチが入るかを決める能力も受け継いでいることになる。

エピジェネティクスとアルコール中毒

エピジェネティクスによるゲノム修飾（DNAの塩基配列を変えずに遺伝子の働きを決める仕組み）の発動のきっかけとなる環境因子は、慢性的なストレスや環境中の化学物質などの外的要因とは限らない。飲酒はバソプレシン（56ページ参照）の分泌を妨げ、腎臓が水分を保てなくなる。酒を飲むとトイレが近くなり、翌日は二日酔いの脱水症状で苦しむのはそのせいだ。体内のアルコールが代謝されると、バソプレシンの分泌は正常な状態に戻る。研究により、アルコール依存症患者の体内ではエピジェネティクスによるバソプレシンの調節が行われていることが分かった。アルコールは、アルコール依存症のエピジェネティクスの道具箱を発動する体内環境因子となっていること

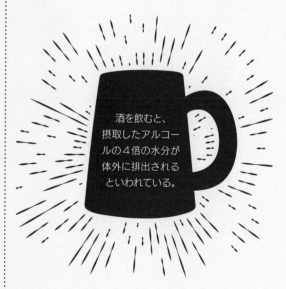

酒を飲むと、摂取したアルコールの4倍の水分が体外に排出されるといわれている。

が多く、バソプレシン遺伝子が読み取りにくくなるメカニズムを発動させる。つまり、バソプレシン遺伝子のレシピが載ったページを糊づけして開かないようにしてしまうわけだ。こうしたエピジェネティクス的な変化は、DNA配列そのものを変えることはないが、配列の読み取りに影響し、体内環境に直接的な変化をもたらす。エピジェネティクスがアルコール依存症患者のバソプレシン遺伝子にもたらす影響はその子どもにも引き継がれ、遺伝要因の1つとなる。

消化管ホルモンと
肥満外科手術

人間の消化管の形を変える手術によって、消化管ホルモンが代謝に及ぼす影響に関する新たな事実が判明しつつある。肥満外科手術は極度の肥満で、ほかに減量する手段がない場合に効果的な減量法だ。基本的な原理は、手術で胃のサイズを小さくし、少ない量の食事で満腹感を得られるようにすることだ。ただし、手術後、代謝にさまざまな変化が起こる。メカニズムは完全には解明されていないが、おそらくはホルモンが原因だと思われる。

手術に際して外科医はメリットとデメリットを検討し、患者が最善の選択をできるようにサポートする。一般的には、手術前の状態に戻すことができるのは胃バンディング手術だけだ。

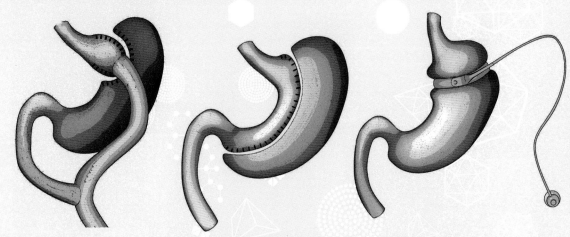

胃バイパス手術（Roux-en-Y法とも呼ばれる）は、最も減量を維持できる治療法であることが証明されている。手術用ステープルを使用して胃の上部に小さな袋を作り、次にこの袋を小腸に直接つなげて、食物のルートが胃の残りの部分を通らないようにする手法だ。

スリーブ状胃切除術は、胃の大部分を切除し、胃袋を小さくする。

胃バンディング手術は、手術用バンドを使って胃の上部に小さな袋を作る。バンドはアクセスポートという小型装置に接続され、手術後にバンドが胃を締め付けるようになっている。締め付けを行うのはバンドが取り付けられてから4〜6週間後だ。患者に合った理想的な締め付け具合を見つけるため、何度か調整が必要になることもある。

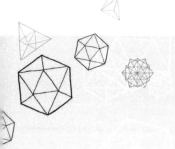

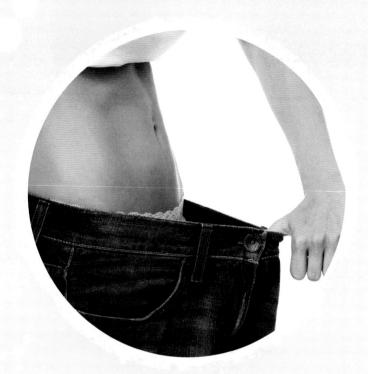

世界では
年間およそ50万件の
肥満外科手術が
行われている

ホルモンによる影響

　コレシストキニン（CCK）、ガストリン、グレリンなど消化に関わるホルモンの多くは、食べ物に直接反応して胃の特定の部位で分泌される。肥満外科手術でこれらの部位が切除された場合、ホルモンの影響が現れるのは当然だ。たとえば、グレリンの産生が低下すると、体重の減少幅が大きくなることが研究から分かっている。スリーブ状胃切除術でグレリン産生細胞の密度が最も高い胃の部位が切り取られると、結果としてグレリン濃度は低下する。

　コレシストキニン（CCK）は食べ物が入ってくると反応して小腸の最上部の細胞から分泌される。しかし、胃バイパス手術でこの部位が迂回されると、作られるコレシストキニンは減少する。コレシストキニンは空腹感を抑える一方、脂肪とタンパク質の消化を促す効果もある。そのため、コレシストキニンの減少がどのような影響をもたらすかは不明だ。

　II型糖尿病患者が肥満外科手術を受けると、インス

胃バイパス手術やスリーブ状胃切除術は短期間で体重を落とすことができるが、もとの状態に戻すことができないため、胃バンディング手術に比べてリスクが高い。急性リスクとして手術後の出血や痛み、長期的な合併症としては一部の食品を受け付けなくなることや、消化不良などが挙げられる。

リンの産生量が増え、インスリン抵抗性が低下することが多い。場合によっては、病気が完全に寛解することもある。寛解の程度や期間は個人差があり、どの因子が寄与してこのような予測不能の結果につながるのかは分かっていない。

　肥満外科手術後に消化管の構造の変化がどのようにホルモン産生に影響するか、また代謝にどのような影響を与えるかについては、現在研究が進められている。これらのホルモンの変化は複雑にねじれた過程を経て、手術そのものよりも、体重減少によってもたらされている場合もあるため、これらの因子を1つずつ分けて考えるのは難しい。

ホルモンにまつわるうわさ

ホルモンに関する情報は大量に出回っている。インターネットで「ホルモン」と検索すれば、英語の場合1億件以上の結果がヒットする。体や健康をテーマとするウェブサイトから、ダイエットの話題やホルモンの影響を受けやすいティーンエイジャーの扱い方まで、ホルモンはいたるところに登場する。しかし、インターネット上のあらゆる情報にいえることだが、事実か俗説かを見分ける確かな目が必要だ。

男の子が大豆をたくさん食べると、胸が大きくなる？

この説を裏づける根拠はない。大豆にはイソフラボンと呼ばれる植物性エストロゲンが含まれている。イソフラボンの構造は、人間の主なエストロゲンホルモンである17βエストラジオールと非常によく似ている。イソフラボンはエストロゲンに似た構造を持つため、エストロゲン受容体と結合し、ターゲット細胞に作用する。つまり、イソフラボンたっぷりの食事を続けていると、女の子の思春期が早まるのではないか、男の子が"女性化"するのではないかという心配が持ち上がってくる。

最近まとめられた過去20年間の研究結果によれば、そのような事実を立証する根拠は見つかっていない。ただし、イソフラボンががんや糖尿病、心血管系疾患など多くの慢性疾患に対し保護効果を発揮している可能性を示す証拠らしきものは見つかっている。現在も研究が進んでいるが、現段階で示されている数々の証拠を見る限り、イソフラボンをたっぷり取ることのメリットはリスクを上回っていそうだ。

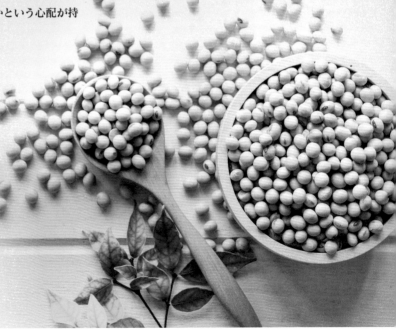

大豆イソフラボンには人間のエストロゲンに似た作用があるが、分子が生体内のホルモンと同一ではないため、その効果ははるかに弱い。

ポリ塩化ビニルは通常、
フタル酸エステル類を
含んでいるが、
食品包装で使われることは
少なくなっている

食品包装材は食の安全と食品
廃棄物の削減にとって重要だ
が、環境への影響を軽減するた
めにはさらなる研究が必要だ。

食品包装材にはホルモンを乱す作用がある？

　食品包装材に使われるさまざまなプラスチック、そ
してシャンプーや家庭用洗剤などの商品に使われて
いるゲル化剤とパッケージには、プラスチックを柔ら
かくするフタル酸エステル類という化学物質が含ま
れている。フタル酸エステル類はプラスチックと化学
結合しない。つまり、フタル酸エステル類はプラス
チックから漏れ出し、中身の食品に触れる可能性があ
るのだ。フタル酸エステル類への曝露が健康に及ぼす影
響への不安は、10年以上前から高まってきた。特に、
フタル酸エステル類は内分泌系に影響を与えるため
（178ページ参照）、生殖機能の発達や男性不妊への関
与が心配されている。2015年の研究では、食品包装
材に使われていたフタル酸エステル類の一種、通称
DEHPが、インスリン感受性の低下や肥満と関係があ
ることが示された。

妊娠すると脳の働きが低下する？

　部屋に入ったとたんその部屋に来た理由を忘れて
しまう、車の鍵が冷蔵庫に入っていたなど、妊娠中に
認知機能の低下を経験したという女性は多い。女性た
ちが経験したと主張するこのぼんやりの正体は、妊娠
中のホルモンの変化による影響だと思われる（86ペ
ージ参照）。しかし、本当にそのような現象が起きて
いるのだろうか？

　2015年にユタ大学で、妊娠中の女性21人と妊娠
していない女性21人の認知能力を比較する研究が行
われた。被験者の年齢と学歴はほぼ同じで、能力に有
意な差は見当たらなかった。しかし、逆の結果も出て
いる。2018年にオーストラリアのディーキン大学で
妊娠中の女性709人と妊娠していない女性521人を
比較した20件の研究のメタ分析（複数の研究結果を
集め、それらをまとめてさらに分析すること）が行わ
れ、両者の認知能力には差が生じていると結論づけら
れた。この結果を受けて、妊娠すると脳の働きが低下
する「赤ちゃん脳」説が再燃した。しかし、この中に
同じ女性の妊娠前、妊娠中、出産後の認知能力の変化
を調べた研究はない。はっきりした結論を求めて、研
究はまだ続く。

農業とホルモン

農業におけるホルモンの使用は賛否が分かれる問題だ。ホルモンは人間の体内で作られるのと同じように、食物として育てられる動植物の中でも自然に合成される。問題は、自然なホルモンが存在しているにもかかわらず、食物をより速く、より効率的に育てるため、または脂肪分の少ない肉を手に入れるために、体外で作られた外因性ホルモンを人為的に加えようとしていることだ。ホルモンを与えられた動物や、その動物を食べる人間には、どのような影響が出るだろうか？

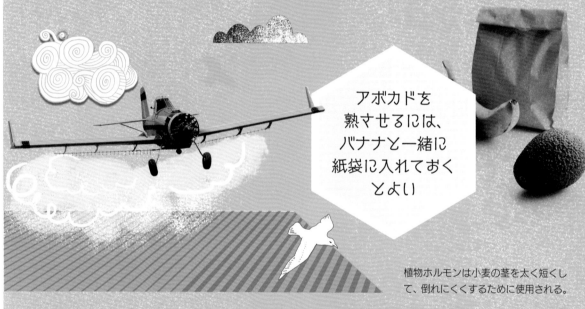

アボカドを熟させるには、バナナと一緒に紙袋に入れておくとよい

植物ホルモンは小麦の茎を太く短くして、倒れにくくするために使用される。

農作物

　農作物には、しばしば植物成長ホルモン（オーキシン）を含んだ除草剤がまかれる。雑草は農作物として育てられている植物よりもはるかに効率よく土から栄養を取り込んでいるため、大量の成長ホルモンを吸収すると枯れてしまう。

　植物ホルモンのエチレンには果物の熟成を調節する作用がある。これを利用すれば、販売のタイミングに合わせて熟成をコントロールすることができる。た

とえば、バナナは輸送中に痛みにくいよう緑色の状態で収穫されるが、自然に大量のエチレンを産生するため、収穫後も熟成が進む。食品業界はバナナが輸送中や保管中に出すエチレンガスを吸収する技術を利用して、バナナの熟成を止めている。バナナを出荷する時期が来ると、店頭に並んだときちょうどよい熟れ具合になるように（エタノールから製造された）エチレンを倉庫に充満させる。

動物

　米国、カナダ、オーストラリアをはじめとする一部の国では、肉牛への成長ホルモンの投与が認められているが、欧州連合（EU）では禁止されている。これらのホルモンは、餌の量に対して作られる筋肉量を増やす。成長ホルモンのサプリメントを与えられたウシは、与えられてないウシに比べて1日あたりの体重増加が一般的に10〜20％多い。ホルモンを配合したペレット（小さな丸剤）がウシの耳の皮膚と軟骨の間に埋め込まれ、ペレットからゆっくり時間をかけて血液中にホルモンが放出される。

　米国、ブラジル、南アフリカなどでは、酪農業での成長ホルモン使用が認められてきた。たとえばウシには、乳量のピーク期間を長く延ばし、乳牛1頭が一生に出す乳量を10〜15％増やすために、人工的に合成されたウシソマトトロピン（ウシ成長ホルモン、rBST）が与えられる。しかし、人間の健康に対する不安を理由に、日本、オーストラリア、カナダ、EU、イスラエル、ニュージーランドでは2000年以降は許可されていない。

　ブタやニワトリの飼育における成長ホルモンの使用は、米国でもEUでも認められていない。パッケージに「ホルモン剤不使用」と書かれていることがあるが、これは誤解を招く。鶏肉や豚肉はすべてホルモン剤不使用だからだ。

　成長ホルモンが子ヒツジの飼育に使われることはないが、出産時期を早めて、出産シーズンが長くなるようにするためにホルモンが使われている。雄と交尾をする1カ月ほど前に、メラトニン（102ページ参照）が入ったカプセルが雌の耳に埋め込まれる。メラトニンのせいで体が1日を実際より短く感じ、繁殖期モードに入る時期が早まるわけだ。

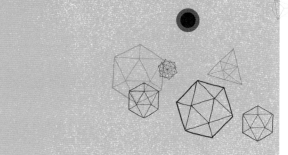

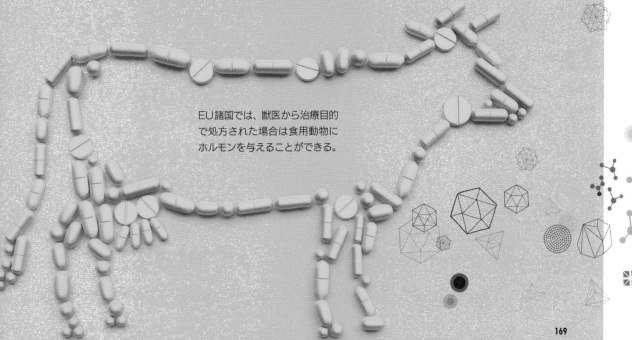

EU諸国では、獣医から治療目的で処方された場合は食用動物にホルモンを与えることができる。

169

人間の健康への影響

　このような「添加されたホルモン」を人間は食品からどの程度摂取することになるのだろうか。この疑問が農業におけるホルモン使用の問題を複雑にしている。たとえば、いくつかの研究では、肉や乳製品に残留するホルモンが子どもの過剰な成長や思春期の早発を招く可能性が指摘されている。現時点ではまだ、この懸念を裏づける研究は十分とはいえない。環境中のホルモンやホルモンかく乱物質への曝露など、関連するほかの要因とはっきり切り離すことが難しいせいもある（178ページ参照）。

　思春期早発症は肥満指数（BMI）と最も強い相関があるように思われる。太り気味の子どもたちは、低年齢で思春期が始まるケースが多いからだ。ただし、肉に含まれる成長ホルモンが子どもたちの肥満の原因になっているかどうかは分からない。1980年代に成長ホルモンの農業利用が禁止された英国の子どもの肥満率は、成長ホルモンの使用が認められている米国を上回りつつある。英国では10〜11歳の子どもの肥満率が20%なのに対し、米国では9〜11歳の肥満率が18.5%だ。

　さらに、食品中のホルモンが人間の健康に波及効果を与えているかどうかもはっきりとは分からない。たとえば、rBST（リコンビナントBST）はそれ自体が人間に害を及ぼすことはないが、牛乳に含まれるインスリン様成長因子1（IGF-1）の量が25〜70%増える。IGF-1は、子どもの成長に重要なインスリンに似た構造を持つタンパク質ホルモンだ。IGF-1濃度が上昇すると、子どもの成長に影響が出る恐れがあるが、成人後に乳がんや前立腺がんのリスクが高まる可能性も指摘されている。解明されていないことはまだまだ多い。英国など一部の国では、これらのホルモンの使用禁止に踏み切るなど予防的なアプローチを取っているが、米国のように使用を認めている国もある。日本ではrBSTの使用は認可されていない。

ウシ成長ホルモンrBSTの使用（右ページ参照）は、子ウシの流産、先天性異常、歩行困難などの悪影響をウシにもたらすことがある。

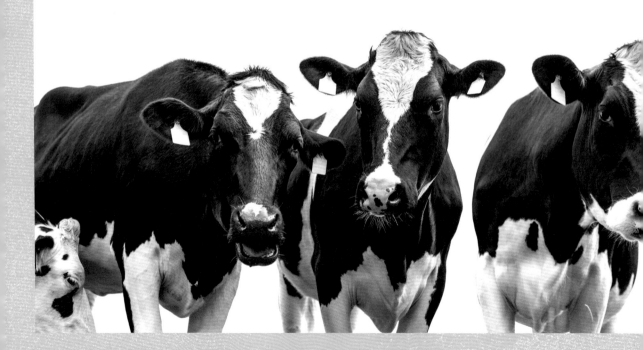

外因性ホルモン

「外因性」という言葉は、外部由来であることを意味する。農業や人間の病気の治療に使用される外因性ホルモンは、ホルモンの作用を受ける生物が自分で作り出していないホルモン、つまり外部で作られたホルモンを指す。外因性ホルモンは、さまざまな方法で合成される。たとえば、実験室で「スターター分子」から一連の化学反応を起こして目的のホルモン分子が作られるようにすることもできる。人工ヒトプロゲステロンはこの方法で作られており、ヤムイモから抽出した植物ステロイドのジオスゲニンがスターター分子として使われる。最終的に得られる分子は、私たちの体内で作られるプロゲステロンとまったく同一の化学構造を持つ。

インスリン

インスリン製剤は、遺伝子組み換え技術を利用した微生物の力を借りて製造されている。このプロセスでは、ヒトインスリン遺伝子をプラスミドと呼ばれる小さな環状二本鎖DNAに組み入れて、このプラスミドを大腸菌などの細菌に導入する。細菌は成長に適した状態（適温で栄養がある状態）に置かれ、複製を繰り返し、インスリンを作り出す（ここが最も重要なところだ）。その後、細菌または酵母からインスリンだけが取り出される。

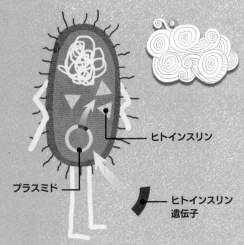

ヒトインスリン

プラスミド

ヒトインスリン遺伝子

rBST

ウシソマトトロピン遺伝子

プラスミド

rBST

遺伝子組み換え技術は、人工成長ホルモンであるrBSTの製造にも使われているが、ウシが体内で作り出すBSTと化学構造がまったく同じではないこともある。ターゲット細胞への作用は天然ホルモンに近く、食品業界が望むような効果をもたらすが、製造工程にいくつか不完全な点があるため、まったく同じものではないことがあるのだ。そのため、rBSTを投与したウシの子孫に深刻な問題がもたらされる恐れもある。

性転換とホルモン

人は、生まれ持った体の性と心の性が一致しない場合がある。二次性徴を抑え、外見を自分が感じる性に近づけるホルモン治療は、心身全般の健全な発達に大きなメリットをもたらすことができる。この治療では、「性別肯定ホルモン」とも呼ばれるエストロゲンやテストステロン、またはそれらの類似薬を用いる。

トランスジェンダー女性

　男性から女性に性転換するには、外因性エストロゲンが必要になる。ホルモンは2週間おきに筋肉注射で投与されるが、皮膚にパッチを貼る方法や、錠剤を飲む方法もある。エストロゲンには、体を女性的に変化させ、テストステロンの産生を抑える働きがある。テストステロンの分泌や作用を妨げるために、エストロゲンとほかの薬を併用することも多い。

　エストロゲン治療を開始してから半年以内に、皮膚が柔らかくなり、皮脂の分泌が減る。本人も筋力が低下し、筋肉量が減ったことを自覚するようになるが、体をよく動かす人なら気づかない程度の変化かもしれない。胸の組織が成長して、腹部に蓄えられていた脂肪がお尻に移動する。性欲が低下していることに気がつく人もいるだろう。ホルモン治療を開始して半年から1年がたつと、ひげや体毛が薄くなり始め、あまり生えてこなくなる。組織によっては、ホルモン治療がもたらす変化が完全に現れるまでに5年ほどかかることもある。たとえば、筋肉量の減少は2年ほどで止まり、それ以降は変わらなくなるが、体脂肪の移動は最大で5年かかる場合もある。

　エストロゲン療法は、体に悪影響を及ぼす「悪玉コレステロール（LDL）」の血中濃度を上げ、「善玉コレステロール（HDL）」を減らすことがある。そのため、男性から女性に性転換した人は、まれに副作用として静脈血栓症（多くの場合は足の静脈に血栓ができて痛みを生じ、命に関わることもある）を発症することがある。この副作用は、男性から女性に性転換した人の0.15％に現れると推定されるが、エストロゲンをパッチで投与した場合はこれより少ない割合になるようだ。

トランスジェンダー男性

　女性から男性に性転換するには、外因性テストステロンを使用して濃い体毛や低い声など男性的な身体的特徴の発達を促す治療が必要だ。テストステロンは毎週、または隔週に注射で投与するか、クリームやジェルを毎日塗って補充する。

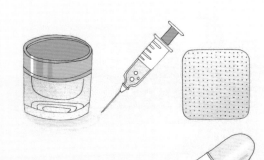

ホルモン療法には注射、パッチ、錠剤、ジェルなどさまざまな方法があり、それぞれに長所と短所がある。

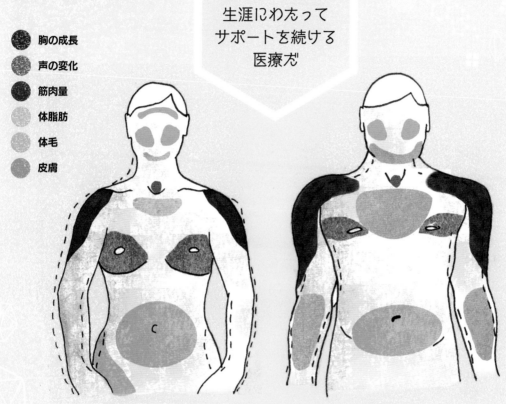

ホルモン療法は体内の多くの組織へ同時に影響を及ぼし、体毛の成長、体脂肪の蓄積、筋肉の増強などの効果をもたらす。

- 🟤 胸の成長
- 🟤 声の変化
- ⚫ 筋肉量
- 🟡 体脂肪
- 🟡 体毛
- 🟠 皮膚

ホルモン療法は
生涯にわたって
サポートを続ける
医療だ

テストステロン治療を開始してから半年以内に、皮脂の分泌が盛んになり、ニキビができやすくなる。月経は止まり、陰核が肥大し始める。お尻の脂肪は腹部に移動する。治療を開始して半年から1年がたつと、身体能力による個人差はあるものの、筋肉が増え、筋力が強くなる。顔の筋肉も例外ではないため、顔の形が若干変わることもある。この時期に声が低くなり、ひげや体毛が生え始める。男性から女性への性転換と同様、ホルモン治療の影響がすべて現れるまでには5年ほどかかることもある。

テストステロン療法の副作用は、心臓病、糖尿病、高コレステロール症、高血圧などのリスクの上昇だ。ただし、これには遺伝や生活習慣などさまざまな要因が影響する。

子どもと思春期

性同一性障害を抱える子どもに対するホルモン療法をめぐっては、医学と倫理の両面で多くの議論が繰り広げられている。第二次性徴遮断薬（思春期ブロッカー）を使って性的発達を抑え、子どもが自分の将来の性別について考える時間を確保することもできる。

生殖能力

月経や精子の産生において重要な役割を果たす性ホルモンは、薬でコントロールすることにより、生殖能力を高めることも低下させることもできる。もともとのホルモンバランスに問題があるために、妊娠しにくい場合もある。たとえば、女性の黄体形成ホルモンが不足していると、卵巣からの排卵が起こりにくくなることがある。このようなバランスの乱れは、投薬治療で治せる場合が多い。ホルモンのコントロールは、避妊の一手段として妊娠しにくい状態を作り出すために用いられることもある。

最初の体外受精が行われたのは1978年のことだ。体外受精をはじめとする不妊治療により、現在までに800万人の赤ちゃんが誕生している。

ホルモンと体外受精

　不妊治療で体外受精をすすめられた場合、女性は排卵誘発剤を服用することが多い。排卵誘発剤にはいくつか種類があり、作用の仕方は異なるが、目的はいずれも卵子を成熟させて卵巣からの放出を助けるホルモンを増やすことだ。たとえば、クロミフェンクエン酸塩は脳のエストロゲン受容体をブロックし、下垂体から放出される黄体形成ホルモン（LH）と卵胞刺激ホルモン（FSH）の量を増やす。体外受精を行う女性は、(卵胞刺激ホルモンまたは黄体形成ホルモンの)ホルモン注射を12日間前後にわたって受ける。排卵誘発剤によって卵巣から複数の卵子が放出されるようになり、妊娠する確率が上がる。

閉経後の妊娠

　40代での出産を望む女性は増えているが、妊娠率は年齢とともに大幅に低下する。多くの女性は50歳までに排卵がなくなり、40歳前に排卵が終わる女性も1%程度いる。ある程度年齢が高くなってから子どもを持つことを希望する女性にとって、年齢に伴う妊娠率の低下は妨げになる。しかし、ギリシャの不妊治療施設の研究者たちは、このタイムリミットを伸ば

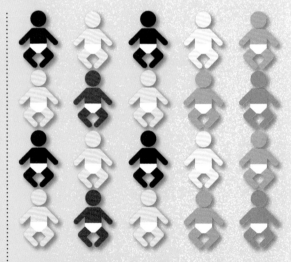

し、高齢での妊娠・出産をより現実的な選択肢にするため尽力している。研究チームは、患者自身の血液から成長因子（ホルモンやタンパク質など、細胞の成長を刺激する物質）を分離し、次に、濃縮した成長因子を直接患者の卵巣に注入して、組織の再生を促す。5年前に閉経を迎えた45歳の女性にこの方法を試みたところ、治療から6カ月後に女性の月経が再開した。研究はまだ始まったばかりだが、予想外に早い閉経を迎えた女性たちに希望を与えている。

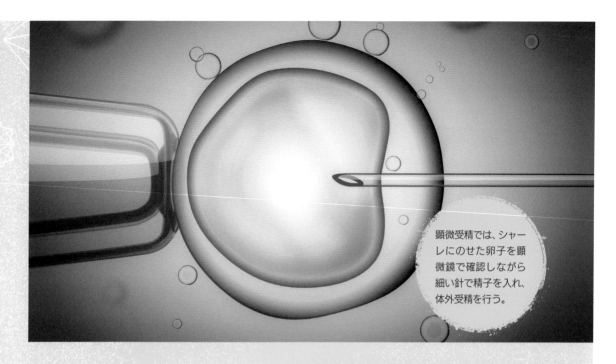

顕微受精では、シャーレにのせた卵子を顕微鏡で確認しながら細い針で精子を入れ、体外受精を行う。

男性用「ピル」の現状

　女性用の経口避妊薬、ピルが登場したのは1960年代のことだ。男性用ピルの治験も1970年代に始まったが、2018年現在、この薬はまだ実用化していない。世界中で幅広く試験や調査が行われ、男性側も避妊の手段が増えることを望んでいるにもかかわらず、なぜ、いまだに男性用ピルが登場しないのだろう。大手製薬企業が研究開発から手を引いたことなど、多くの要因が関わっているが、おそらく最大の原因は男性と女性の生物学的な違いにある。女性が放出する卵子は1カ月に1個、せいぜい2個だが、男性は毎日数億個の精子を作っている。女性は1個の卵子の排卵を止めれば妊娠しなくなるが、男性は精子の90%が作られなくなっても、精液の中にはまだ2500万個の精子がいることになる。

男性用ピルの作用は？

　男性用ピルには、性ステロイドホルモン（たいていはテストステロン）や性腺刺激ホルモン（ゴナドトロピン）放出ホルモン（GnRH）の類似物質（アゴニス

ト）が含まれる。これらはどちらも下垂体からの黄体形成ホルモンと卵胞刺激ホルモンの分泌を抑える効果がある。これらのホルモンが減少すると、体内でのテストステロンの産生が抑制され、精子の生産量が減少する。体内でテストステロンが作られなくなるため、男性用ピルには性機能や男性的な特徴を維持するための外因性男性ホルモンが配合されているが、精子の数は大幅に減る（ゼロにはならない）。また、薬をやめれば精子の産生能力はもとに戻る。治験では、ピルの使用をやめてから3カ月半前後で精子数が正常に戻ることが分かっている。

男性用避妊ジェル

　2018年、米国立衛生研究所は男性用避妊ジェルの有効性を評価する新たな治験の実施を発表した。コンドーム以来、初めての男性側で可能な避妊手段となる。ジェルは皮膚から吸収され、精子の産生量を抑えるか、完全に作られないようにする（73ページ参照）。400組以上のカップルが約2年かけてジェルを試し、どの程度の効果があるかを調べる。

能力向上薬

カフェインからアンフェタミンまで、集中力や身体能力を高める作用がある薬は数多く存在する。競技スポーツは、こうした能力向上薬が大きな力を発揮する場であることは間違いない。ワールドアスレティックス（世界陸連）が最初にドーピング禁止を規定したのは1928年だが、1950年代になるとホルモンが強力な能力向上薬としてスポーツの世界にも登場するようになった。

1930年代に医療目的のアナボリックステロイドが初めて合成された時点で、この物質が健康な人間の能力を高める可能性もあることが認識されていた。アナボリックステロイドはテストステロンに類似した物質で、ターゲット細胞に結合して筋肉量を増やし、筋力を高める。特にウエートリフティング選手などのアスリートがこれらを使用すると、筋肉を増やすことができる。ただし、アナボリックステロイドは薬物検査で簡単に検出されるため、それに代わる能力向上薬の需要が常にある。

ステロイド以外の能力向上薬

ヒト成長ホルモン（hGH、46ページ参照）には、成人に対する修復作用と筋肉を増やす作用が備わっているため、能力向上薬としての可能性が探られてきた。ヒト成長ホルモンが除脂肪体重（全重量からその個体が持つ脂肪組織の重量を差し引いた値）を増やす可能性がある一方で、2008年に米国の「アナルズ・オブ・インターナル・メディシン」誌で発表されたレビューでは、このホルモンが何らかの形で持久力を高めたり、運動能力を向上させたりする証拠は一切ないことが示された。しかも、hGHは疲労感を強め、軟

男性
・精子数の減少
・不妊
・睾丸の萎縮
・勃起不全
・胸の発達

女性
・ひげや体毛が生える
・胸が小さくなる
・声が低くなる
・性欲の向上
・陰核の肥大

男女両方
・気分の変動
・心臓病や脳卒中のリスクの上昇
・血栓
・高血圧
・攻撃的な振る舞い
・パラノイア（妄想症）

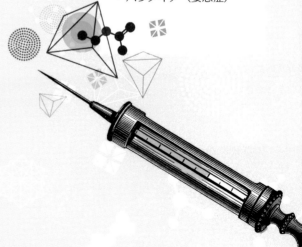

部組織を膨張させるため、パフォーマンスに悪影響を及ぼしかねないことも分かっている。

　プロプラノロールなどのβブロッカーは、高血圧の管理に使用される。これらの薬は、血流量を増やすアドレナリン（113ページ参照）の作用を阻害するため、心拍数が減少し、血管への刺激が抑えられる。しかし、なぜアスリートがこの薬に能力向上効果を求めるのだろうか。βブロッカーには、二次的な効果として緊張したときに出る汗や震えを抑える作用がある。短距離走の選手には大して意味がないが、射撃やアーチェリーの選手にとっては非常に魅力的な効果だ。2008年の北京オリンピックでは、北朝鮮の射撃選手がこの種の薬物の陽性判定を受けた。

　抗エストロゲン薬のタモキシフェンは、エストロゲン受容体陽性の乳がんの進行を遅らせたり、止めたりする薬として使用される（69ページ参照）。能力向上薬ではないが、アナボリックステロイドの副作用を軽減するために併用されることが多い。たとえば、ステロイドの血中濃度が上昇すると、体内でエストロゲンの分泌量が増えるという反応が起き、男性のステロイド使用者の胸が大きくなることがある。タモキシフェンは、このような効果を和らげることができる。

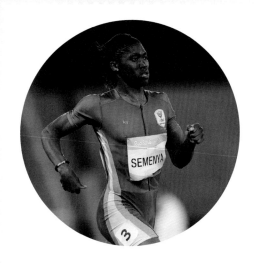

世界陸上とオリンピックの女子800m走で金メダルを獲得した南アフリカ代表のキャスター・セメンヤは、2010年に性別検査を受けたあとで競技を続けることが認められた。2018年から導入された新規定が彼女の競技生活に影響する可能性がある。

男性の株式売買人は、
朝のテストステロン濃度が
普段よりも高い日は、
高い利益を上げる
（女性の株式売買人に
そのような相関は
見られない）

アンドロゲン過剰症

　2011年、世界陸連は女性選手にテストステロン値の制限を設けた。薬を使わなかったとしても、この制限を超えるテストステロンが分泌される場合は競技に有利に働くというのがその理由だ。女性でも、生まれつきテストステロンの分泌量が多い場合がある。このような症状をアンドロゲン過剰症と呼ぶ。2018年、世界陸連はテストステロンの量が平均以上、または男性に匹敵する女性は、男子の部に出場するか、薬でテストステロン値を下げなければならないという新規定を導入した。

　この規定が適用される競技で、テストステロンが競技に有利に働くことを示す証拠は現時点で見つかっていないため、論争はまだまだ続きそうだ。

内分泌かく乱物質

内分泌系の機能に影響を与える天然および人工の化学物質は多数存在し、内分泌かく乱物質（通称、環境ホルモン）として広く知られている。これらの化学物質にわずかでも曝露（口からの摂取が多い）されると、体内でのホルモンの作用に影響し、そうしたホルモンが調節する系にも影響が出ることがある。

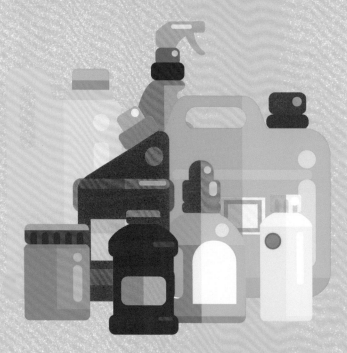

現在、内分泌かく乱物質とみなされる、またはその疑いのある化学物質は800種類ある

消費者向け製品のラベルに内分泌かく乱物質が記載されていることも珍しくない。ビスフェノールA、ポリ臭化ジフェニルエーテル、フタル酸エステル類、トリクロサン、パラベンなどがそうだ。

内分泌かく乱物質は、私たちが日常的に接する多くの製品、たとえば食品、おもちゃ、化粧品、殺虫剤、医薬品、洗剤、缶詰の内側のコーティング、シャンプー、せっけん、歯磨き粉などに含まれる。これらの化学物質は、3通りの形で私たちの体に影響を及ぼす。（1）自然に作られるホルモンと似た作用をするため、ホルモンだけでは起こらないような反応を引き起こす、（2）ターゲット細胞の受容体をブロックして、ホルモンが反応を起こせないようにする、（3）天然ホルモンまたはその受容体の作用を阻害する、の3つだ。

内分泌かく乱物質は、男女を問わず生殖機能に影響を及ぼす。乳がん、卵巣がん、前立腺がん、子どもの神経の発達遅延、注意欠陥障害（ADD）、免疫疾患、自己免疫疾患などの発症リスクを高める可能性も指摘されている。最も憂慮すべき点は、出生前および誕生直後という、発達において極めて重要な時期のリス

クが特に大きいことだろう。人生の初期段階で内分泌
かく乱物質に曝露されると、生殖能力の低下など、大
人になって初めて分かるような悪影響を受ける可能
性がある。

内分泌かく乱物質の規制はなかなか進まないが、人
間や動物の健康に対する有害性が十分に立証されて
いる物質はすでに規制の対象になっている。たとえ
ば、危険性が高いとされるパラベンは、EU、米国、カ
ナダで化粧品への使用が禁止されている。

性別をあいまいにする化学物質

1990年代に、英国の20本以上の川で精子と卵子
の細胞を持つ雄の魚が見つかった。いわゆる雌雄同体
だ。2010年に英国のエクセター大学およびブルネル
大学の研究チームが、廃液から河川に流入した内分泌
かく乱物質が魚の性的発達を乱していることを示す
初めての決定的証拠を示した。これにより、内分泌か
く乱物質は世界的な男性の精子数減少の要因の1つ
ではないかという懸念が高まっている。

内分泌かく乱物質により雌化した雄の
魚の生殖能力は最大76%低下する。

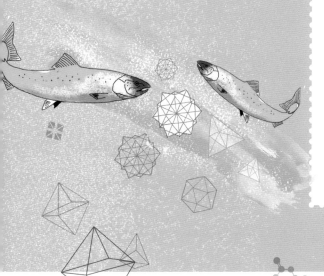

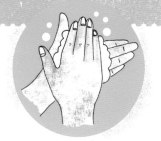

内分泌かく乱物質への
曝露を減らすには

一般的には、新鮮な自然食品を食べ、効果の強い化
学製品の使用を控える、素朴なライフスタイルが推
奨される。ここでは、いくつかの具体的なアドバイ
スを紹介しよう。

こまめに手を洗う 洗うことで、手に残った化学物
質が洗い流される。香料入りのせっけんや抗菌せっ
けんは避けること。

こまめに掃除をする 多くの家庭用品に内分泌か
く乱物質を含む難燃剤が使われている。これらの化
学物質は製品から室内のほこりに移行することが
ある。

香料を避ける シャンプーなどのパーソナルケア
製品に使われている香料には、内分泌かく乱物質を
含んだものが多い。

プラスチックの使用を減らす 特にフタル酸エス
テル類を含むプラスチック製品に注意する。

**なるべく加工されていないオーガニック食品を食
べる** 加工食品の添加物に内分泌かく乱物質が含
まれていることがあり、オーガニック以外の農産物
には内分泌かく乱物質を含む殺虫剤が残留してい
る恐れがある。

効果が穏やかな製品を選ぶ 家庭用洗剤、ガーデニ
ングの肥料、殺虫剤は低刺激や効果が穏やかな製品
を選ぶと、環境にやさしく、含まれる内分泌かく乱
物質もおそらく少ない。

がん治療とホルモン

がんは、私たちの体の細胞が異常に成長、分裂する病気だ。がん細胞には、がん化していない健康な同種の細胞と同じホルモン受容体があるため、ホルモンの影響を受ける。つまり、細胞の成長や分裂を促すホルモンの濃度が高いほど、がんのリスクが高まることになる。逆に、ホルモン受容体を利用したホルモン療法によりがんの進行を止めたり、遅らせたりすることもできる。

成長を刺激する

がん細胞にホルモン受容体がある場合をホルモン受容体陽性と呼ぶ。すべての前立腺がんと乳がんの80％は、それぞれ男性ホルモンとエストロゲンのホルモン受容体陽性だ。つまり、健康な細胞の成長を促すホルモンが、同じ生化学的経路を使用してがん細胞の成長も促していることになる。要するに、体自身が作り出すホルモンががん腫瘍を成長させているわけだ。

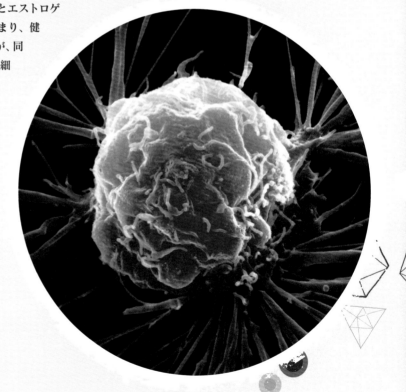

乳がん細胞の顕微鏡カラー写真。周囲の組織を侵襲し、破壊する力を持ったがん細胞の塊が腫瘍を形成し、体の遠く離れた別の部位にも転移して二次的な腫瘍を発生させる。悪性細胞は無秩序に増殖、成長し、新しく生まれた細胞集団もまた異常な細胞分裂を行う。

ホルモン療法

ホルモン受容体陽性のがんの場合、薬を使用して成長促進ホルモンをがん細胞に届きにくくする、または一切届かないようにすることができる。ホルモン療法と呼ばれるこの治療法は、乳がんや前立腺がんの進行を遅らせるために用いられることが多い。

ホルモン療法で使用される薬は、これから紹介する3つの方法のいずれかにより、がん細胞にホルモンが届く量を減らす。

★ ホルモンの産生を止める

一部の薬は、成長促進ホルモンそのものの産生を止めてしまう。たとえば、乳がん患者にはアロマターゼ阻害剤と呼ばれるタイプの薬が投与される。この薬には、体内でエストロゲンを作るのに必要なアロマターゼという酵素の産生を抑える作用がある。ただし、この治療の効果は、肝臓や骨など卵巣以外の組織で少量しかエストロゲンが産生されない閉経後の女性に限られる。閉経前の女性は卵巣でエストロゲンを作る能力があるからだ。血中エストロゲン濃度が低下すると、卵巣が不足した分を補おうとしてより多くのエストロゲンを出す。つまり、当初の目的とは反対の効果がもたらされてしまうのだ。患者が閉経前の女性で、アロマターゼ阻害剤が最善の治療法である場合には、卵巣の働きを止める薬が併用される。

★ ホルモン受容体をブロックする

特定のホルモン受容体に合わせて開発された薬もある。これらの薬はホルモン受容体と結合し、成長を促進するホルモンの結合をブロックする。チューインガムを鍵穴に入れてふさぐようなイメージだ。乳がん治療に使用されることが多いタモキシフェンには、この作用がある。ただし、この薬には選択性があり、骨や子宮の細胞のエストロゲン受容体にはあまり結合せず、乳がん細胞に見られるエストロゲン受容体のタイプがターゲットになる。

★ 受容体の作用を阻害する

受容体をブロックする薬以外にも、ホルモンとがん細胞の相互作用を防ぐ薬はある。がん細胞の表面の活性型受容体の数を減らすような作用を起こす薬だ。このプロセスは、受容体ダウンレギュレーションと呼ばれる。この薬は細胞の内部機構に作用して、作られる受容体の数を減らすこともあるが、受容体の構造を歪ませてホルモンがしっかり結合しないようにする場合も多くある。

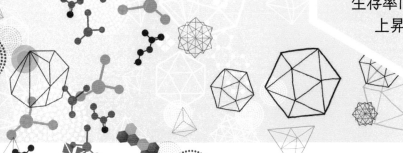

ホルモン治療と
放射線治療を
組み合わせれば、
前立腺がん患者の
生存率は大幅に
上昇する

近未来の展望

ホルモンの発見以来、ホルモン研究は大きく進歩し、内分泌学の研究対象も広がり続けている。社会の大きな健康問題の解決から、感情を持つロボットの開発まで、ホルモンはわくわくするような新発見が待つ未来の中心にいる。

人工内分泌器官

　Ⅰ型およびⅡ型糖尿病の治療を目的とした人工膵臓の開発が進められている。人工膵臓はセンサーを使用して血糖値を継続的に測定し、ポンプから自動的にインスリンを送り出す。装着するのは体の外側になるが、基本的に膵臓と同じ機能を果たす。最も重要な点は、人工分泌器官が病状の管理をしてくれるため、糖尿病患者本人の管理の手間が省けることだ。人工膵臓はまだ実現していないが、今後に注目したい。

　2018年にロンドン大学クイーンメアリー校の研究チームが人工内分泌器官というコンセプトを一段上のレベルに高めた。彼らは副腎機能不全の患者の皮膚、血液、尿から集めた細胞をリプログラミング（再構築）して、ステロイドを産生するように作り変える方法を発見した。研究はまだ始まったばかりだが、副腎機能不全を改善する人工副腎誕生への第一歩になるかもしれない。

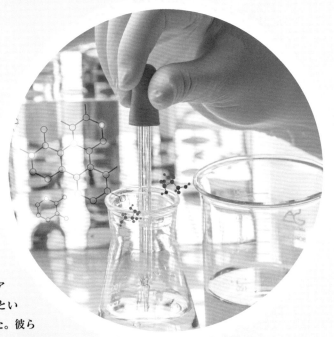

Ⅱ型糖尿病などホルモン関連疾患は増加傾向にあり、内分泌学は今後も活気ある研究分野であり続けるだろう。

デジタルホルモンと感情を持つロボット

　人工知能システムのためのデジタルホルモンというコンセプトは20年ほど前からあり、生物のホルモンと同じアイデアに基づいている。技術レベルで関心の高い研究だが、最終的には人間のホルモン研究にもメリットをもたらすかもしれない。デジタルホルモンは、電気回路を通じてコンピューターネットワークのいろいろなパート、ロボットのいろいろなモジュールに信号を送る。信号はターゲットのネットワークやモ

ジュールにさまざまな処理を実行させるが、その信号に対する受容性がない部品にはまったく効果を及ぼさない。

　台湾にある人工知能・ロボティクス技術研究所のチームは、さらに一歩踏み込んだ挑戦をしている。彼らが取り組むテーマは人間とロボットの関係で、「愛（love）」と「ロボティクス（robotics）」を合わせた「ラボティクス（lovotics）」という名前で呼ばれている。開発されたプロトタイプのロボットは、外見こそお椀をひっくり返したようにしか見えないが、ドーパミン、セロトニン、エンドルフィン、オキシトシンなど社会的な絆の形成に関わるデジタル感情ホルモンを出す高度な人工内分泌システムが内蔵されている。

　人間とのやりとりに合わせてこれらのホルモンを調節することで、ロボットの感情状態を変えられるはずだというのが、研究のコンセプトだ。ロボットは、音や振動、光などを使って感情を表現することができる。ピンクの光は愛情を、明るい黄色の光とすばやく活発な動きは幸福感を、暗い黄色の光と振動は不快感を表す。ホルモンの量は、人間との接触や人間からの反応に合わせて調節される。ロボットの愛を感じられるだろうか。

自閉症と
ホルモン欠乏症の
関係が最近発見され、
この病気に対する
新たな検査や
治療の可能性が
期待されている

ロボットの人工ホルモンは人間の
内分泌系の研究にも役立つ。

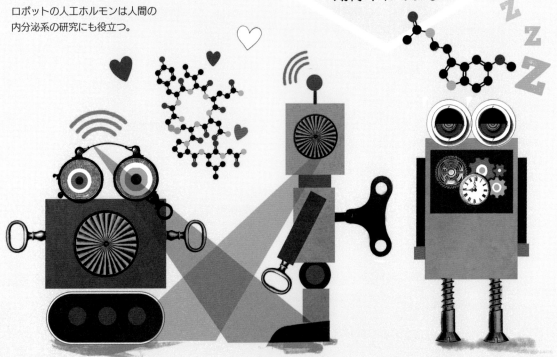

用語集

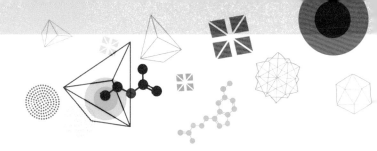

DNA
多くの細胞の細胞核内の染色体に含まれる遺伝物質。

IU（国際単位）
物質、特にビタミンやホルモンの量を表すため国際的に用いられている単位。

アテローム性動脈硬化
動脈にプラークが蓄積するために起こる心臓病。時間がたつにつれて血管が狭くなり、血液の流れに影響が出る。

アナボリックステロイド
テストステロンに似た人工ステロイドホルモン。筋肉の成長を促し、身体能力を高めるために使用される。

アミノ酸
タンパク質を構成する分子。

遺伝子組み換え
複数のDNAらせん構造を組み合わせる技術。一般的には、ホストとなる生物のDNAに異なる生物のDNAを挿入して、新たな組み換え遺伝子を作る。

エストロゲン様物質
体以外の場所で作られた、エストロゲンに似た構造を持つ物質。エストロゲン受容体に結合するため、有害な作用をもたらす可能性も高い。

エピジェネティクス
遺伝物質であるDNAがどのように環境因子によって修飾 され、遺伝子発現のスイッチをオンにしたりオフにしたりするか調べる研究分野。

炎症マーカー
特定の病気の有無や発症の可能性を示す、炎症の指標。

黄体
女性の生殖系のホルモン分泌構造。排卵後に卵巣で作られ、卵子が着床せず妊娠しなかった場合は、何日もたってから退縮する。

外因性
外部に発生源（原因）があること。ホルモンの場合は、経口避妊薬やホルモン補充療法（HRT）など、体外で作られたホルモンを指す。

概日リズム
ほぼ24時間のサイクルで体を自然に機能させる仕組み。「体内時計」とも呼ばれる。

硝子軟骨
関節の表面など（鼻や肋軟骨）に存在する半透明の軟骨。

季節性感情障害（SAD）
季節の変化によって引き起こされる気分障害の一種。日照時間が短く光量も少ない秋や冬に出るうつ症状が特徴。

グリコーゲン
将来の使用に備えて体内（肝臓や筋肉）に蓄えられた多糖類。

グルカゴン
グリコーゲンをブドウ糖に分解するホルモン。

ゲノム
両親から引き継がれるすべての遺伝情報。

原子
化学元素の最小単位。原子がさまざまな比率で結合して分子が形成される。

抗酸化物質
体内の酸素の代謝に伴って発生するフリーラジカルによる細胞のダメージを抑える物質。

酵素
化学反応を促進する生物学的触媒。酵素そのものは変化しない。

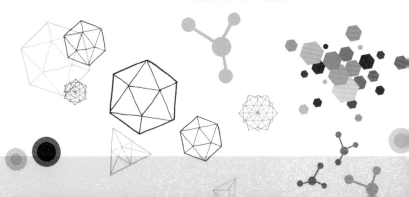

骨化
骨芽細胞によって硬骨組織が作られること。

骨芽細胞
新しい骨を形成する細胞。

サイトカイン
特に免疫系で化学メッセンジャーとして働くタンパク質。細胞から放出され、別の細胞の働きを調節する。

細胞
動植物の最小の構造・機能単位。

細胞核
細胞の遺伝物質が入った細胞内の構造。

細胞質
細胞を満たすゼリー状物質。主に水とタンパク質と塩分で構成されている。細胞核やそのほかの成分は細胞質内にある。

視交叉上核（SCN）
脳の視床下部にある部位。人間の目が光や暗さに反応したとき網膜から出る信号を受け取り、24時間の概日リズムを調整する役割がある。

視床下部
下垂体や神経系と相互作用して、のどの渇きや睡眠など体の多くの機能をコントロールする脳の一部。視床下部はいくつかのホルモンを産生し、ほかのホルモンの産生をコントロールする。

脂肪組織
体脂肪を蓄える組織。特に皮下や内蔵周辺、胸部組織内に多い。

小胞
神経伝達物質やタンパク質ホルモンなどが詰め込まれた細胞内の小さな袋状構造。

真核生物
膜に包まれた遺伝物質（DNA）が入った細胞核を持つ細胞または生物。

神経伝達物質
神経系の細胞から神経系の別の細胞、または筋肉や分泌腺の細胞に信号を伝える化学メッセンジャー。

親水性
水に混ざったり、溶けたりする性質。

浸透
液体（水など）が濃度の低い溶液（食塩水など）から半透膜を通って濃度の高い溶液に移動すること。多くの場合、両者の濃度が均一になる。

親油性（脂溶性）
油（脂質）に混ざったり、溶けたりする性質。

睡眠時無呼吸
睡眠中に通常の呼吸が停止する状態。

ステロイドホルモン
脂質（主にコレステロール）でできたホルモンの一種。

成長促進ホルモン
成長を促進する各ホルモン。たとえば、エストロゲンは乳がん細胞の成長を促す。

石灰化
骨やほかの体の組織にカルシウムが沈着すること。

疎水性
水に混ざったり、溶けたりしない性質。

疎油性
油に混ざったり、溶けたりしない性質。

第一次性徴
生殖に関わる性的器官。

体外受精
女性の卵子細胞を体外に取り出し、男性の精子と受精させる医療行為。

胎児
胎芽が成長した子宮内の赤ちゃん。

胎児期の発達
着床から誕生までの子宮内での胎児の発達。

代謝
生物が生命を維持するために行う化学的過程。

第二次性徴
人間の思春期に現れたり変化したりする特徴。

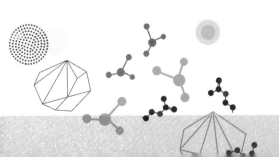
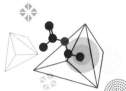

男性ホルモン
テストステロンなど、主に男性の生殖系に作用するステロイド性ホルモン。

タンパク質
アミノ酸の鎖で形成される化合物で、あらゆる生物の必須構成成分の1つ。タンパク質ホルモンのアミノ酸鎖は、ペプチドホルモンのアミノ酸鎖よりも長い。

中枢神経系（CNS）
人間を含む脊椎動物では、中枢神経系は脳と脊髄で構成される。

同化作用
単純な分子から、より複雑な分子を作り上げる過程。

闘争・逃走反応
ストレスがかかったとき、危険が迫っているとき、あるいは迫っていると感じたとき体に現れる反応。

ニューロン（神経細胞）
電気信号と化学信号によって情報を受け取り、処理し、伝達する細胞。

ネガティブフィードバック
フィードバックループを参照。

破骨細胞
骨の成長や修復の過程で、（骨吸収または骨を溶かすことによって）骨組織を取り除く大きな細胞（多くは多核の細胞）。

肥大
細胞のサイズが大きくなり、そのために器官や組織のサイズも大きくなること。

フィードバックループ
生成物のすべてまたは一部が、それを産生した構造にフィードバックされるメカニズム。ホルモンの場合は、分泌されるホルモンの量の調節機構になっている。ポジティブフィードバックループでは、あるホルモンが分泌されると、そのホルモンの分泌がさらに促される。ネガティブフィードバックループでは、ホルモンが分泌されると、そのホルモンの産生が抑えられる。

フィトエストロゲン
植物に由来するエストロゲン様物質。一般的に体によいと考えられている。

ブドウ糖
炭水化物が分解されることにより生成される血糖の一種。細胞にエネルギーを供給する。

分化（組織の）
特殊化していない細胞（幹細胞など）が体のいずれかの部位で特殊化細胞（筋肉細胞など）に変わるプロセス。

分子
2個以上の原子の集団。

分泌
ある物質が作られ、放出されること。

ペプチド
2個以上のアミノ酸の鎖で形成される化合物。ペプチドホルモンのアミノ酸鎖は、タンパク質ホルモンのアミノ酸鎖よりも短い。

ポジティブフィードバック
フィードバックループを参照。

ホメオスタシス
体温や二酸化炭素濃度などの体の状態が一定になるように調節されること。この調節により、体のさまざまな系が比較的安定した状態に保たれる。

ホルモン
体内のプロセスの調節を助ける化学"メッセンジャー"。体のさまざまな分泌腺から分泌され、血流にのってターゲットとなる器官や組織へと移動する。

ミネラル
体内で利用される無機物（骨を作るカルシウムなど）。

毛細血管
極めて細い血管。

卵胞
卵巣内にある、小さな袋あるいは腺のような構造。卵子はその中で成長する。

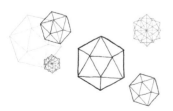

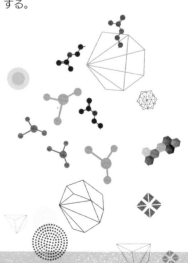

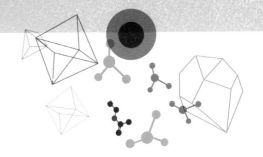

索引

太字のページ番号は、その用語がテーマになっている記事を表す

英字

DNA　26, 159, 163, 171
　→「遺伝子」も参照
rBST（ウシソマトトロピン、ウシ成
　長ホルモン）　169, 170, 171

あ行

アジソン病　59, 115, 139
アディポネクチン　126, 127
アテローム性動脈硬化　32, 58
アドレナリン　12, 21, 29, 31, 106,
　111, 112–113, 115, 121, 133,
　137, 149, 177
アナボリックステロイド　75,
　176–177
アミノ酸　16–17, 46, 102, 105, 143
アミン（アミノ酸ホルモン）　17, 18,
　25, 102
アルコール　60, 87, 94, 111, 163
アルツハイマー病　101, 156–157,
　162
　→「認知症」も参照
アルドステロン　34, 48, 55, 59, 61,
　101
アルブミン　22
アロマターゼ　181
アンジオテンシン　55, 58–59, 61
　アンジオテンシン変換酵素（ACE）
　　58, 61
アンドロゲン　73, 177
　アンドロゲン過剰症　177
　アンドロゲン不応症　73
アンドロスタジエノン　19

イソフラボン　166
遺伝子　26, 27, 65, 90, 159, 163
胃バイパス手術　130, 133, 164-165
　→「肥満外科手術」も参照
インスリン　14-16, 101, 125, 127,
　132, 137, **142–143**, 144-147,
　148-151, 158-159, 165, 171
　インスリン抵抗性　145, 150,
　　159, 163, 169
　インスリン様成長因子（IGF）　46,
　　170
インターセックス　69, 74
ウシソマトトロピン（ウシ成長ホルモ
　ン、rBST）　169, 170, 171
歌　121
宇宙飛行士　104
うつ　56, 69, 73, 86, 99, 101, 107,
　111, 116
　→「産後うつ」「季節性感情障害
　　（SAD）」も参照
運動
　加齢　159
　心の健康　120
　睡眠　94, 106
　成長ホルモンの産生　50
　性ホルモン　75
　糖尿病　149
　閉経（更年期）　94
エクスタシー　59
エストラジオール　48, 67, 68–69,
　73, 137
　17βエストラジオール　166
エストリオール　68
エストロゲン　17, 19, 22, 26, 31,
　43, 50, 64, **68–69**, 75, 78,
　81-83, 86-87, 91, 92, 93, 114,

116–117, 166, 177, 181
エストロゲン様物質　87
加齢　154–155. 157
産生　64
思春期　66–67
性別適合・性転換　172
フィトエストロゲン　87, 95
免疫　137
エストロン　68
エチレン　168
エピジェネティクス　163
エピネフリン　12
　→「アドレナリン」を参照
エンドルフィン　75, 81, 94, 111,
　119, 120, 137
塩分　55, 57, 61
黄体　67, 78, 79, 80, 82
黄体形成ホルモン（LH）　66–67, 72,
　78, 82, 85, 87, 174
オキシトシン　11, 12, 79, 81, 84,
　86, 101, 111, 114, 119, 121
　サプリメント　114
オステオカルシン　45
おねしょ　60, 101

か行

外因性ホルモン　171
開口分泌（エキソサイトーシス）　21
概日リズム　35, 37, 102-104, 106,
　107, 156
外分泌ホルモン　19
下垂体　20, 23, 28–29, 30–31, 46,
　56–57, 68, 73, 80, 82, 84, 93,
　114, 115, 130, 138, 140
　下垂体機能低下症　138

ガストリン　124–125, 165

カテコールアミン　29

過敏性腸症候群（IBS）　117

カルシウム　21, 44, 48, 49, 51

カルシトニン　44

カルシトリオール　43, 48, 49

ガレノス、アエリウス　137

がん　32, 49, 87, 101, 137, 138, 166, 180–181

→「乳がん」「子宮頸がん」「卵巣がん」「前立腺がん」「皮膚がん」も参照

感情　31, 119, 182-183

→「気分」も参照

肝臓　23, 29, 46, 48–49, 56, 112, 125, 133, 143, 145, 181

気候変動　28

季節性感情障害（SAD）　37, 101, 102

季節のリズム　37

喫煙　61, 87, 90, 111

気分（情緒）　31, 67, 68, 73, 86, 91, 94–95, 101, 109–121, 131, 140, 176

→「感情」も参照

牛乳　51, 140, 170

強迫性障害　119, 131

巨人症　47, 138

去勢　71

菌膜（バイオフィルム）　14

空腹感　124, 126, 127, 129, 130, 132, 146, 165

→「食欲」も参照

グリコーゲン　56, 112, 142

グルカゴン　23, 125, 143

グレリン　32, 34, 101, 103, 124–127, 129, **130–131**, 132–133, 157, 165

クロミフェンクエン酸塩　174

形態形成効果　26

血圧　32, 35, 54–59, 61, 99, 113, 121

高血圧　55, 57, 59, 61, 117, 148, 157, 173, 177

低血圧　57, 59

月経　66–67, 69, 75, 80, 82, 90–91, 104, 116–117, 129, 138, 141, 173, 174

月経前症候群（PMS）　86, 117

血栓症　95, 172

血糖値　23, 31, 46–47, 57, 101, 117, 125, 126, 127, 137, 143, 144, 146–148, 150–151, 182

→「糖尿病」「低血糖」も参照

ケネディ、ジョン・F　139

高カルシウム血症　49

高血圧　→「血圧」を参照

高血糖　51, 125, 145, 146

甲状腺　18, 20–21, 28, 44, 45, 51, 99, 140–141

甲状腺機能亢進症　138, 140–141

甲状腺機能低下症　51, 138, 140–141

甲状腺刺激ホルモン（TSH）　21, 28, 34, 35

甲状腺刺激ホルモン放出ホルモン（TRH）　23, 28

甲状腺疾患　99, 116, 138–139, 140–141

甲状腺ホルモン　22, 24, 26, 28, 31, 43, 51, 82, 99, 116, 138–141

更年期・閉経　43, 69, **89–95**, 104, 116, 154–155

症状　91

男性更年期　73, 95, 155

ハーブ療法　95

閉経後の妊娠　174

ホルモン補充療法（HRT）　93, 95, 117, 157

民間療法　95

抗ミュラー管ホルモン（AMH）　78

肝門脈系　23

抗利尿ホルモン　30, 101, 155

→「バソプレシン」も参照

抗利尿ホルモン分泌異常症候群　57

骨粗しょう症　43, 69, 86, 93, 94, 117, 154, 158

骨端閉鎖　43

コルチゾール　19, 29, 32, 34, 35, 36, 75, 100, 106, 113, **115**, 117, 133, 137, 156

コレシストキニン（CCK）　125, 127, 165

コレステロール　17, 64, 172–173

さ行

サイトカイン　31, 137

細胞　10-11, 14, 32-33, 101, 159

脂肪細胞　128–129, 133

受容体　24-25, 33

神経細胞　101, 114, 117, 157

ターゲット細胞　11, 18, 24, 26, 33

腸クロム親和性細胞　117

ナチュラルキラー（NK）細胞　137

β細胞　142, 144, 145

ホルモン分泌細胞　21

免疫細胞　31, 137

サプリメント　43, 50, 75, 93, 102, 104, 106, 107, 114, 120, 158

→「ホルモン補充療法」も参照

産後うつ　86, 114

子宮頸がん　67

子宮体がん　82

刺激　20–21

神経性刺激　21

体液性刺激　20–21

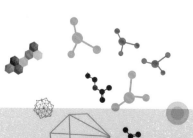
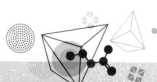

ホルモン性刺激　20–21
試験管ベビー　93
　→「体外受精」も参照
視交叉上核（SCN）　35, 102, 107
自己分泌ホルモン　19
自己免疫疾患　137, 138, 139, 141, 145, 178
　→「糖尿病（I型）」「バセドウ病」「橋本病」も参照
時差ぼけ　35, 36, 104
思春期　65, 69, 75, 129, 173
　男の子　70–71
　女の子　66–67
　思春期早発症　73, 139, 170
視床下部　20, 23, 28, 30–31, 35, 45, 47, 56–57, 68, 73, 84, 115, 128–129, 130–131
視床下部－下垂体－副腎軸（HPA）　115, 131, 156
視床下部・下垂体門脈系　23
失神　59
シフト勤務　35, 36, 107
雌雄同体（魚）　179
授乳　84
　→「母乳の分泌」も参照
受容体　11, 24-25, 33
受容体ダウンレギュレーション　181
消化　31, 35, 124–125, 142, 143, 162, 164, 165
松果体　20, 100, 102, 104
食生活
　加齢　158
　心の健康　120
　睡眠　105
　生殖　87
　成長ホルモンの産生　51
　性ホルモン　75
　糖尿病　150
　閉経（更年期）　94
食欲　34, 103, 111, 126, 127, 128, 130–133, 157

神経系　11, 30–31, 111, 113, 114, 119, 162
神経伝達物質　31, 35, 111, 113
神経内分泌学　111, 162
神経ペプチド　107
心血管系疾患・心臓や血管の病気　68, 93, 99, 117, 166
　→「心臓発作」も参照
人工内分泌器官　182
親水性ホルモン　18
腎臓　29, 30, 48–49, 54–58, 60
　腎臓病　55, 58, 61, 147
心臓発作　32, 69, 99
　→「心血管系疾患・心臓や血管の病気」も参照
親油性ホルモン　18, 24, 29
膵臓　125, 142-145, 151, 182
水分補給・水分のバランス・水分量　55, 57, 59, 60, 155, 163
睡眠　94, **97–107**, 120, 133
　運動　106
　加齢　156, 158–159
　健康　103
　食事　105
　推奨量　99
　睡眠不足　103
　ストレス　106
　成長ホルモンの産生　50
　電子機器　106
　糖尿病　151
　ナルコレプシー（居眠り病）　103
スターリング、アーネスト　13
ステロイド　17, 18, 22, 24, 26, 29, 182
　アナボリックステロイド　75, 176–177
ストレス　120-121, 137
　体重増加　133
　糖尿病　149, 151

ストレスホルモン　112–113, 120-121
生合成　21
生殖能力　92, 101, 129, **174–175**, 179
　→「妊娠」も参照
性腺刺激ホルモン放出（ゴナドトロピン）ホルモン（GnRH）　78
成長ホルモン（GH）　31, 34, 41, 45, **46–47**, 101, 130, 154
　サプリメント　50
　成長ホルモン放出ホルモン（GHRH）　11, 47
　成長ホルモン抑制ホルモン（GHIH）　47, 125
　動物　168–170
性同一性障害　173
生物学的経路　33
性別　26, **74**, 81, 137, 172, 177, 179
性別適合・性転換　69, 74, 172–173
性ホルモン　43, 63–75, 114, 116, 137, 139, 155, 174
　加齢　155
性ホルモン結合グロブリン（SHBG）　22
セクレチン　13, 20, 125
セメンヤ、キャスター　177
セロトニン　31, 34, 35, 94, 101, 105, 111, 113, 117, 119, 120, 156, 158
喘息　12
選択的セロトニン再取り込み阻害薬（SSRI）　111

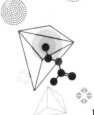

先端巨大症　47, 138
前立腺がん　170, 178, 180–181
速度効果　26
疎水性ホルモン　18, 22
ソマトスタチン　47, 124, 125, 130
　→「成長ホルモン抑制ホルモン」も
　　参照
ソマトトロピン　42
疎油性ホルモン　18

た行

ダイエット　127, 130, 132, 150
　→「体重管理」も参照
体外受精　85, 93, 174
代謝　32, 34-35, 43, 45, 99, 101
代謝効果　26
体重管理　94, 127, 128-129,
　　130-131, 132-133, 148,
　　157-158
大豆　51, 87, 94, 105, 158, 166
胎盤　80–81, 82–83, 150
高峰譲吉　12
脱水　55, 60, 155, 163
脱毛　141, 155
ダナゾール　159
多囊胞性卵巣症候群（PCOS）　73,
　　138
タモキシフェン　177, 181
炭酸飲料　132
胆汁　125
炭水化物　125, 132, 142-143, 150
男性更年期　73, 90, 95, 155
タンパク質　16, 24–26, 33, 42, 105
　輸送タンパク質　22, 29
タンパク質ホルモン　16, 18, 25,
　　26, 142
着床　26, 67, 78, 80, 85

腸内細菌　31, 105, 117, 120, 131
腸脳軸　117, 120
チロキシン(T4)　11, 18, 21, 28, 35,
　　43, 45, 51, 140, 141
チロシン誘導体　17
　→「アミン」も参照
鎮痛剤　111
低血圧 →「血圧」を参照
低血糖　143, 151
デジタルホルモン　182–183
テストステロン　12, 17, 26, 29, 34,
　　43, 70–71, **72–73**, 75, 79, 92,
　　95, 101, 104, 114, 175, 177
　加齢　154–155
　共感力　119
　産生　64
　性別適合・性転換　172–173
　免疫　137
デスモプレシン　60
テロメア　159
テロメラーゼ　159
統合失調症　119
闘争・逃走反応　21, 31, 111,
　　112–113
糖尿病　138, 143, **144–151**, 182
　I型　139, 143, 144–145, 146
　II型　128, 143, **146–147**, 148–
　　151, 157, 158, 165
　糖尿病予備軍　145, 148
動物　121, 169–170
ドーパミン　31, 111, 119, 120, 183
トランスジェンダー　69, 172
　→「性別適合・性転換」も参照
トリプトファン　102, 105, 158
トリヨードサイロニン (T3)　21, 28,
　　140, 141

な行

内分泌学　162
内分泌かく乱物質　178–179
内分泌系　11, 20, 30-31, 162

ナルコレプシー（居眠り病）　103
乳がん　69, 75, 93, 95, 170, 177,
　　178, 180–181
尿崩症　57, 138
妊娠　66-67, **77–87**, 93, 150, 167,
　　174–175
　→「生殖能力」も参照
　赤ちゃん脳　167
　出産　84
　着床　26, 67, 78, 80, 85
　妊娠検査薬　80
　流産　82–83, 85, 87
認知症　99, 114, 117, 148, 156–
　　157
　→「アルツハイマー病」も参照
農業　168-71
脳卒中　58, 69, 95, 99, 144, 147
脳の機能・脳の働き　109–121
能力向上薬　176–177
ノルアドレナリン　17, 21, 29, 31,
　　112–113, 115, 119, 120, 121
ノルエピネフリン　17, 21
　→「ノルアドレナリン」も参照

は行

パーキンソン病　119, 156
排卵誘発剤　85, 174
橋本病　139, 141
バセドウ病　139, 141
バソプレシン　30, 55, **56–57**,
　　58–60, 101, 138, 155, 163
鍼治療　95, 118
半減期　29
ビタミンD　43, **48–49**, 51, 106,
　　154, 158
ヒト絨毛性ゴナドトロピン（hCG）
　　79, 80–81
ヒドロコルチゾン　115
　→「コルチゾール」を参照
避妊　73, 175
　経口避妊薬　67, 82

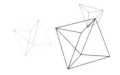

男性用ピル　175
皮膚がん　51
肥満　61, 99, 126-129, 132, 133, 146–147, 157, 167, 170
肥満外科手術　164–165
　　→「胃バイパス手術」も参照
ピル　67, 82, 175
ピロリ菌（ヘリコバクター・ピロリ）　131
フィードバックループ　28–29, 59, 84
フィトエストロゲン　87, 95
フェロモン　19
　　→「外分泌ホルモン」も参照
副甲状腺　21, 49
副甲状腺ホルモン　21, 43, 44, 49
副腎　12, 31, 58, 59, 68, 72, 82, 113, 115
　　副腎機能不全　138
　　副腎髄質　21
副腎皮質刺激ホルモン　115
　　副腎皮質刺激ホルモン放出ホルモン　115
フタル酸エステル類　167
ブドウ糖　11, 23, 125, 133, 142–143, 144, 150
　　→「血糖値」も参照
不妊　→「妊娠」を参照
プラスチック　87, 167
フルオキセチン（商品名プロザック）　111
プロゲステロン　66-67, 79, 80-81, **82–83**, 86, 104, 114, 155-157, 171
プロバイオティクス　120
プロラクチン　29, 79, 81, 86, 101, 111, 114, 119
分子　14, 16–17, 18
分泌　21, 28-29, 34
ベイリス、ウィリアム　13

βブロッカー　121, 177
ペプチド神経伝達物質　111
ペプチドホルモン　16, 18, 46, 56, 111, 119, 130
傍分泌　19
ポジティブに考える　121
母乳の分泌　29, 83, 84, 101, 111, 114, 119
骨　42–44, 45, 48, 49, 50, 69, 154
ホルモン応答エレメント　26
ホルモン-受容体複合体　26
ホルモン治療　69, 172-173, 181
ホルモンの産生（分泌）　20–21
ホルモンのリズム　34–37
ホルモンバランス　45, 59, 86, 93, 104, 116, 127, 140
ホルモン補充療法（HRT）　93, 95, 117, 157
ボロノフ、セルゲイ　73

ま行

マリン、デービッド　51
胸の発達　69, 166, 172, 176
メッセンジャーホルモン　24–25
メトホルミン　147, 150
目の色　104
メラトニン　34, 35, 37, 100–101, **102**, 103–107, 156, 158, 169
　　サプリメント　104
免疫系　31, 103, 137, 145
免疫反応　48, 137, 139, 145
網膜症　144, 147
モレスキ、アレッサンドロ　71

や行

輸送タンパク質　22, 29
ヨウ素　51, 140

ら行

卵巣がん　178
卵胞刺激ホルモン（FSH）　66–67, 78, 85, 93, 174
リラキシン　81
レニン　55, 58
レプチン　34, 101, 103, 124–127, **128–129**, 131, 132–133
レボチロキシン　141
老化（加齢）　57, 93, **153–159**
ロボティクス　183

わ行

ワドロー、ロバート　45

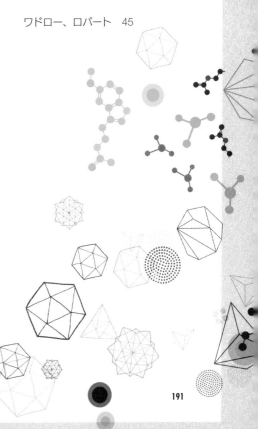

図版クレジット

Alamy Stock Photo: Fabrice Lerouge/ONOKY – Photononstop 106 bottom; **Getty Images:** Hulton-Deutsch Collection/CORBIS/Corbis via Getty Images 71 top; National Cancer Institute/Science Photo Library 180; Science Photo Library 131; Werner Forman/Universal Images Group 81; **iStockphoto:** theasis 8; **Library of Congress, Prints and Photographs Division Washington, D.C.:** 139: **Shutterstock:** ADA-photo 52; Aha-Soft 26 top; Aleksandra Gigowska 50; Alexander Ryabintsev 90; alice-photo 43 top right; Alila Medical Media 164 left, centre, right; all-about-people 84; Almieva Raikhan 150; Bacsica 17 bototm; Barbara Dudzinska 87; Big and Serious 116; BlueRingMedia 30; brgfx 60; Chones 143; Christophe Testi 76; Click and Photo 151; CP DC Press 177; Demja 106 top; Doremi 133; Double Brain 55, 92; Drawbot 148; Elena3567 146; Elenadesign 35 top right; Eric Isselee 12; FAG 95 top; Fahroni 95 bottom; Flaffy 35 bottom left; Fona 155 bottom; Fosin 74; Hogan Imaging 154; ibreakstock 46 bottom right; Ice_AisberG 17 top; iordani 66; Janos Levente 36-37; JetN 51 top; Joe Gough 167; Jolygon 46 top left; Jose Luis Calvo 43 bottom left, 145; kentoh 160; Kittibowornphatnon 168 right; KonstantinChristian 86; Lili White 100; Linnas 113 b, 130 bottom; Lonely 38; lukeruk 132; lyricsaima 36 top, 37, 48-49 top, 82 bottom right; MaraZe 35 bottom right; MDGRPHCS 118; Mexrix 96; Miloje 44 background; MJTH 88; M Kunz 170; molekuul_be 27, 114; natixa 174; nednapa 182; netkoff 163; New Africa 105; NGvozdeva 85; Orange Deer studio 169; patronestaff 108; Phithiwat Siritham 57; Pogorelova Olga 158; PPVector 13 top; praditkhorn somboonsa 49 bottom right; Pranch 103 top; rangizzz 122; Rawpixel.com 157 bottom, 159; Renata Sedmakova 152; rob zs 22-23; Sebastian Kaulitzki 71 bottom, 91, 113 top, 140, 157 top; Sergey Nivens 134; Sergiy Bykhunenko 69; Sharif Pavlov 61 top; sheff 165; Sirtravelalot 94; somrak jendee 166; Starstuff 149; Stoliarova Daria 147; Studio KIWI 51 bottom; Suttha Burawonk 40; tezzstock 121; Titov Nikolai 162 top, bottom, centre; Tronin Andrei 32; Vandathai 18 background; vchal 175; vectoric 155 top; Vectors Bang 178; veronawinner 28 top; Vetreno 80; Visual Generation 61 bottom; WAYHOME studio 49 top right, 49 bottom left; Yes - Royalty Free 47 top; Zsuzsa 66 inset; **U.S. National Library of Medicine:** 13 bottom; **Wellcome Collection:** T.Blundell & N Campillo; **Wikimedia Commons:** public domain 45.

ナショナル ジオグラフィック パートナーズは、ウォルト・ディズニー・カンパニーとナショナル ジオグラフィック協会によるジョイントベンチャーです。収益の一部を、非営利団体であるナショナル ジオグラフィック協会に還元し、科学、探検、環境保護、教育における活動を支援しています。

このユニークなパートナーシップは、未知の世界への探求を物語として伝えることで、人々が行動し、視野を広げ、新しいアイデアやイノベーションを起こすきっかけを提供します。

日本では日経ナショナル ジオグラフィックに出資し、月刊誌『ナショナル ジオグラフィック日本版』のほか、書籍、ムック、ウェブサイト、SNS など様々なメディアを通じて、「地球の今」を皆様にお届けしています。

nationalgeographic.jp

とことん解説 人体と健康

ビジュアル ホルモンのはたらき パーフェクトガイド

2021年5月17日　　第1版1刷
2024年6月28日　　　　2刷

著　者	キャサリン・ウイットロック	
	ニコラ・テンプル	
訳　者	関谷冬華	
日本語版監修	金子（大谷）律子	
編　集	尾崎憲和　葛西陽子	
編集協力	リリーフ・システムズ	
装　丁	田中久子	
発行者	田中祐子	
発　行	株式会社日経ナショナル ジオグラフィック	
	〒105-8308　東京都港区虎ノ門4-3-12	
発　売	株式会社日経BP マーケティング	
印刷・製本	シナノパブリッシングプレス	

ISBN978-4-86313-500-0
Printed in Japan